Einfach Ballengang

– natürliches Gehen

Dirk Beckmann

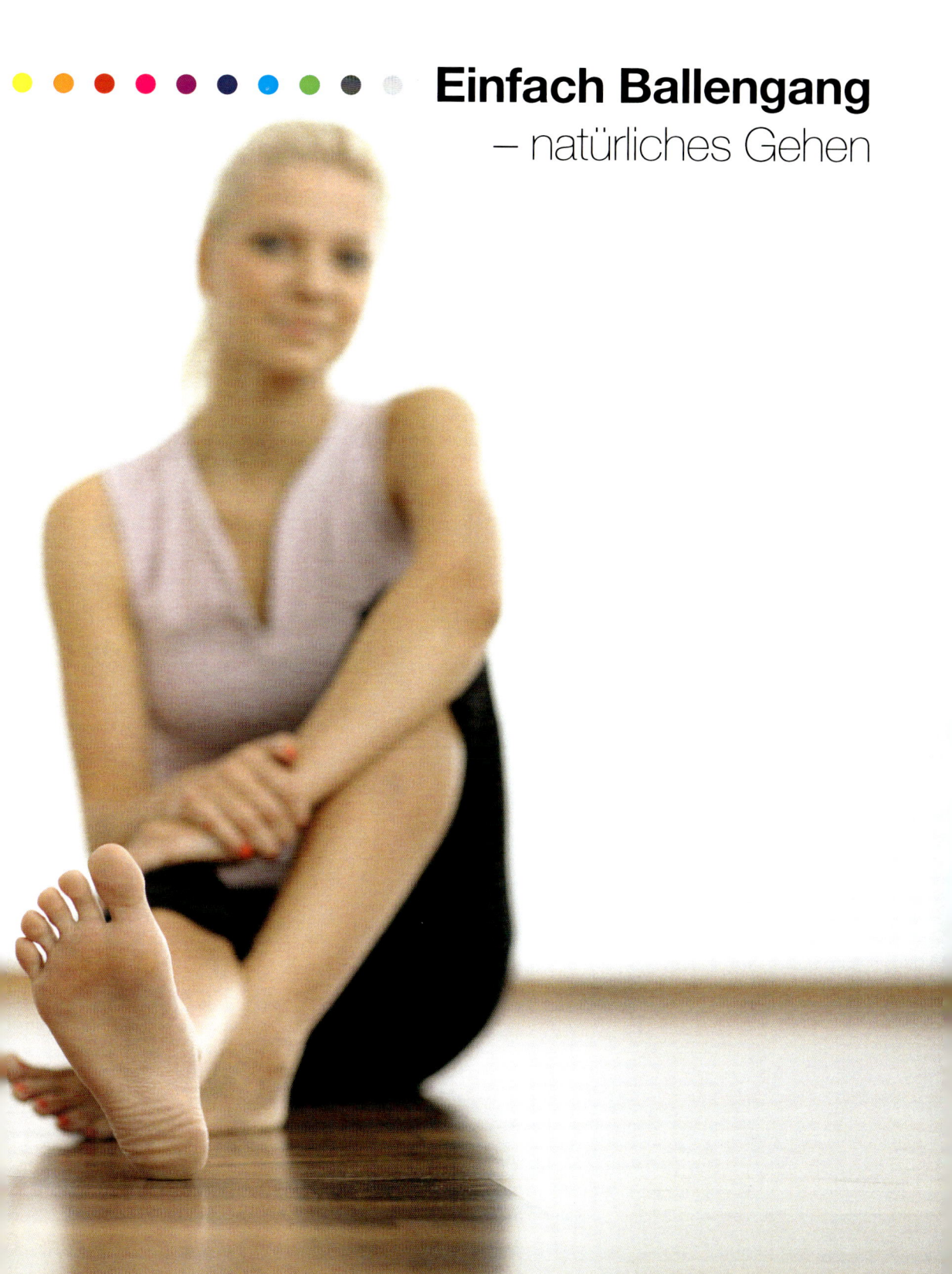

Einfach Ballengang
– natürliches Gehen

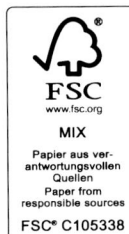

Herstellung und Verlag: Books on Demand GmbH, Norderstedt.
Fotografie: Frank Altmann
ISBN 978-3-8448-4337-8
Bibliografische Information der Deutschen Nationalbibliothek:
Die Deutsche Nationalbibliothek verzeichnet diese Publikation in der Deutschen Nationalbibliografie;
detaillierte bibliografische Daten sind im Internet über dnb.d-nb.de abrufbar.

Einfach Ballengang
– natürliches Gehen

Vorwort

„Sie müssen Ihren Fuß abrollen! Zuerst setzt die Ferse auf. Dann rollt er zunächst über die Fußkante, dann über den Außen- und Innenballen und zu guter Letzt über die Zehen ab."

So oder so ähnlich, lieber Leser, hat man Ihnen wahrscheinlich im Laufe Ihres Lebens bereits tausendfach erklärt wie es „rund läuft" und „wie ein Schuh draus wird" (Tatsächlich benötigen Sie mit diesem Gangbild zwangsläufig einen Schuh als Prothese, aber dazu später mehr). Es gibt viele Bücher über „Richtiges Laufen", „Richtiges Joggen" und so weiter. Bücher zum Thema „Richtiges Gehen" gibt es ziemlich wenige, obwohl das Gehen doch unser wohl markantestes Bewegungsmuster ist. So spricht man ja auch davon, dass der „Aufrechte Gang" typisch für den Menschen ist und nicht der „Aufrechte Lauf". Ob richtig immer richtig ist, wird ein weiteres Thema dieses Büchleins sein, denn ich möchte 99 % der verbreiteten Thesen schlicht als falsch bezeichnen. Natürlich ist es Ihnen erlaubt, sich Ihre eigene Meinung zu bilden und bitte glauben Sie mir nicht blind. Ich werde versuchen, Ihnen mit diesem Ratgeber die Praxis des Ballengangs näher zu bringen und Sie dabei mit der blassen Theorie unzähliger Studien verschonen. Am Ende des Tages gilt es den Beweis anzutreten und das möchte ich mit Ihnen gemeinsam auf den folgenden Seiten tun. Zusätzlich möchte ich Sie dazu bewegen, sich zu bewegen; denn der Versuch macht klug oder „Versuch macht kluch", wie der Rheinländer sagt.

Wie bereits erwähnt, gibt es zum Thema Ballengang sehr wenig gute Literatur. Ich werde mich hier und dort im Geiste an die beiden – meiner Meinung nach – Hauptquellen zu diesem Thema halten. Da wäre zum einen Dr. Peter Greb, der seit 1979 das Thema Ballengang einem dafür offenen Publikum präsentiert und einer der Pioniere auf diesem Gebiet ist und zum anderen Frank W. Demann, der mit seinen Methoden Senmotic blue und Senmotic red das Thema Ballengang auf einzigartige Weise mit einer funktionalen Körperintegrationsmethode verknüpft. Wobei sich hierzu sagen lässt, dass wir im Grunde alle Ballengangexperten sind, denn wir machen unsere ersten Schritte auf diese Weise.

Anders als in bisherigen mir bekannten Veröffentlichungen, werde ich versuchen, Ihnen das Thema anhand von Übungen näher zu bringen, die Sie im Selbststudium zum Ballengang bringen. Trotzdem rate ich Ihnen, sich mit einem Ballengang-Experten auszutauschen, denn mancher Irrweg ist lang und beschwerlich. Der komfortable Weg nach Rom ist dagegen alles andere als geheim und schwierig. Man muss ihn eben einfach nur erfragen.

Sie werden auf den nächsten Seiten erfahren, warum wir uns überhaupt über das Thema „Ballengang" unterhalten müssen, warum wir mit dem Fuß tatsächlich überhaupt nicht abrollen und wie Sie wieder zum Ballengang zurückfinden. Zum Schluss erfahren Sie noch einige Hinweise zum Thema „Schuhe".

Sind Sie bereit? Gut, dann folgen Sie mir zum nächsten Schritt.

Ballengang vs. Fersengang - worum geht es überhaupt?

Im folgenden Kapitel möchte ich Ihnen den Ballengang zunächst etwas näher bringen und mit dem Ihnen wahrscheinlich wesentlich bekannteren Fersengang vergleichen.

Als wir als Kleinkinder den für uns Menschen typischen Bewegungsstil entdeckt haben und von der Horizontalen (krabbeln) in die Vertikale (stehen/gehen/laufen) gewechselt sind, war uns der Ballengang alles andere als fremd. Seit Jahrtausenden machen wir Menschen unsere ersten Schritte auf die gleiche Art: Wir nutzen den Ballengang! Auch der sogenannte „Schreitreflex" bei Neugeborenen zeichnet sich noch weit vor diesen ersten Schritten durch einen ausgeprägten Ballengang aus. Bei diesem Test wird das Kind unter den Achseln gehalten und hochgehoben. Berührt es eine Unterlage mit den Fußsohlen, macht es automatisch kleine Schreitbewegungen und diese erfolgen über den Ballen und nicht über die Ferse.

Die Beobachtungen dieses Reflexes brachten Dr. Greb auf die Idee, seine Ballengangmethode Godo® zu entwickeln. Normalerweise erlischt dieser Reflex bis zum dritten Lebensmonat. Interessant ist, dass der Schreitreflex zu den sogenannten „Primitivreflexen" gezählt wird, die im frühkindlichen Stadium zu finden sind. Nach der Definition laufen diese Reflexe ohne Beteiligung des Großhirns ab. Sie dienen hauptsächlich der Nahrungssuche und –aufnahme oder dem Selbstschutz. Ebenfalls interessant ist, dass diese Reflexe mit zunehmender Entwicklung des Großhirns – also dem Teil des Hirns das unter anderem unser bewusstes Denken hervorbringt – durch „höhere Funktionen" unterdrückt werden. So nennt es zumindest die Schulmedizin.

Auf unbewusster Ebene scheint unser Organismus also den Ballengang zu bevorzugen, denn auch nachdem der „Schreitreflex" bereits verschwunden ist, machen wir die ersten Schritte wiederum über den Ballen. Kein Kleinkind entscheidet sich zu diesem Zeitpunkt bewusst dazu, statt des Fersengangs den Ballengang oder überhaupt irgendein Bewegungsmuster anzuwenden. Wir nutzen in diesem zarten Alter schlicht die effizientesten Bewegungsmuster, die uns zur Verfügung stehen.

Sozusagen die Programme, die wir bereits auf unserer Festplatte haben. Und das aus gutem Grund. Lassen Sie mich ein Beispiel aus einem anderen Bereich auf die Beine stellen.

Als Faszientherapeut verdiene ich mein Geld damit, Menschen zu helfen, ihren Körper wieder ins Lot zu bringen. Damit gehen eine Zunahme der Mobilität und eine Verbesserung der aufrechten Körperstruktur einher. Der Mensch wird „gerader". Nun betrachten Sie einmal Kleinkinder, die gerade Ihre ersten Schritte machen oder zum ersten Mal alleine stehen. Ihnen wird sehr schnell auffallen, dass diese kleinen Menschen kerzengerade stehen und ebenso kerzengerade sitzen. Der Kopf balanciert scheinbar mühelos exakt über dem kleinen Körper. Warum fällt Kleinkindern so leicht was uns als Erwachsenen Probleme, ja oft Schmerzen, bereitet? Schauen Sie sich in Ihrem Umfeld um. Wie viele Menschen finden Sie an einem Tag, bei denen der Kopf weit vor dem Körper steht, in sich rotiert oder seitlich geneigt ist? Machen Sie sich nicht die Mühe zu zählen, denn ich sage Ihnen: Es sind sehr viele! Und glauben Sie mir, denn mit den Intelligenteren dieser Zeitgenossen, die bereit sind etwas zu ändern, verdiene ich mein Brot.

Was ist aber nun im Kindesalter anders? Nun, als Kleinkind reicht unsere Muskelkraft gerade einmal dazu aus, unsere Bewegungen umzusetzen. Die Kraft der Hals- und Rückenmuskulatur reicht nicht aus, um den im Verhältnis zum Körper riesigen Kopf vor dem Körper oder in einer nicht ausbalancierten Position zu halten. Das Gleiche gilt für die Muskelketten des gesamten Körpers. Trüge das Kind den Kopf so weit vor dem Körper wie Ihr Nachbar, die Dame in der U-Bahn oder Ihr Chef, würde es schlicht nach vorn umkippen.

Als erwachsener Mensch haben Sie genügend Kraftreserven, um solche Fehlhaltungen zu kompensieren – mit all den daraus resultierenden muskulären Dysbalancen und Beschwerden. Denn wenn Sie sich auf einen Kampf mit der Schwerkraft einlassen, erfordert das Anstrengung. Ziemlich viel Anstrengung sogar, auch wenn das wenigen Menschen bewusst ist. Und Ihre Chance einen Kampf gegen die allgegenwärtige Schwerkraft zu gewinnen ist äußerst gering. Sagen wir sie ist gleich Null, denn die Zeit ist auf der Seite der Schwerkraft. Das Kleinkind passt sich dagegen der Schwerkraft so geschickt an, dass es ein Minimum an Kraft benötigt, um sich aufrecht zu halten, denn das ist das Maß an Kraft, die ihm zur Verfügung steht. Oder haben Sie schon mal einen solch kleinen Menschen gesehen, der mit verspanntem Bauch und Po gegen die Schwerkraft kämpft?

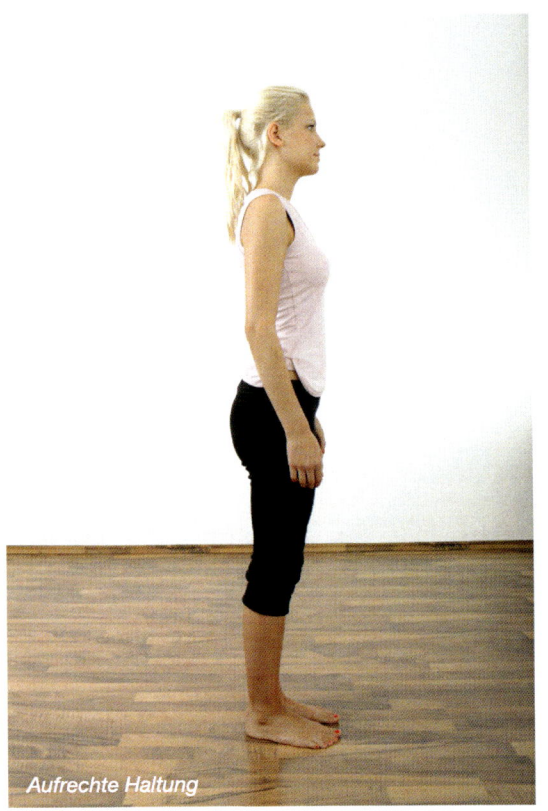

Aufrechte Haltung

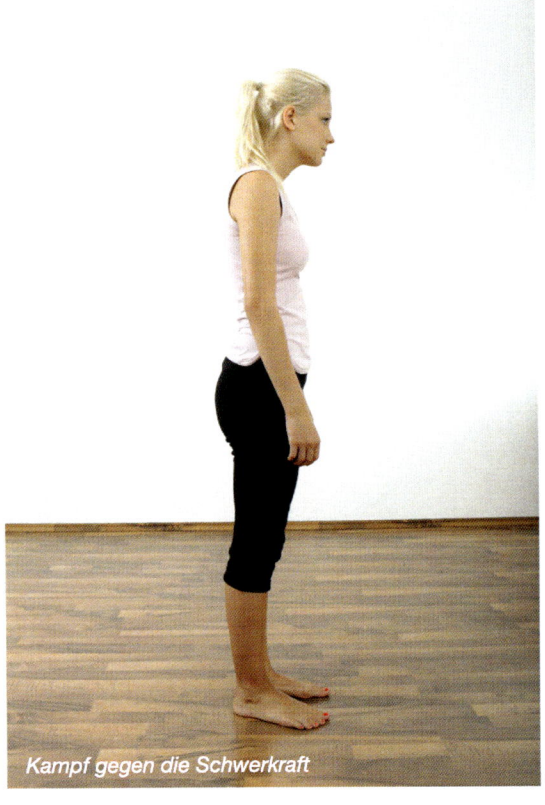

Kampf gegen die Schwerkraft

Gleichermaßen verfallen diese kleinen Menschen automatisch in das effizienteste Bewegungsmuster, wenn es um das Gehen geht, und das war schon immer der Ballengang. Interessanterweise nutzen auch Sie ständig den Ballengang, ohne sich selbst darüber zu wundern, während Sie meine Ausführungen vielleicht mit einem leichten Stirnrunzeln lesen. Das glauben Sie nicht? Stehen Sie einfach auf und überprüfen Sie wie gut Sie tatsächlich schon im Umsetzen des Ballengangs sind!

Nun, wie nutzen Sie beispielsweise Ihren Fuß, wenn Sie rückwärtsgehen?

Interessant, nicht wahr? Sie setzen zuerst den Ballen auf und folgen dann mit der Ferse. Aber das ist noch nicht alles. Wie verhält es sich, wenn Sie seitwärts gehen? Nanu, auch der Ballen? Welchen Teil des Fußes nutzen Sie, wenn Sie Treppen hochsteigen und welchen, wenn Sie Treppen heruntersteigen? Interessant, nicht wahr? Es ist der Ballen des Fußes. Und wie sieht es aus, wenn Sie wie Muhammad Ali leichtfüßig wie ein Schmetterling tänzeln, um wie eine Biene kraftvoll zuzustechen? Was soll ich sagen? Auch hier tänzeln Sie auf Ihren Ballen. Tanzen ist dabei ein gutes Stichwort, denn sowohl in den uns bekannten Standardtänzen als auch in vielen „Volkstänzen" auf der ganzen Welt bewegt man sich hauptsächlich über den Ballen des Fußes. Wie sieht es denn bei einem Sprint aus? Auch hier wird Ihnen auffallen, dass der Fuß des Topathleten bei diesem Tempo mit der Ferse nicht einmal den Boden berührt. Genutzt wird wieder einmal – der Ballengang.

Nach diesem kleinen Ausflug, der sich übrigens noch sehr weit hätte ausdehnen lassen, stimmen Sie mir sicher zu, wenn ich behaupte, dass Sie ein ausgemachter Ballenläufer sind. Zumindest manchmal. Sicher werden Sie mir nun zwei Laufstile präsentieren, wo genau das eben nicht der Fall ist: beim Joggen und beim Gehen.

Und ich gebe Ihnen recht, denn wäre dies anders, dann gäbe es für mich keinen Grund dieses Buch zu schreiben. Zunächst möchte ich einmal auf das Joggen eingehen; „joggen" kommt übrigens vom englischen Verb to jog, was „trotten" bedeutet. Abgesehen davon, dass tatsächlich viele Menschen beim Joggen mit der Ferse zuerst landen, beweisen neuere Studien, dass dieser Laufstil weniger effizient ist als ein Laufstil, bei dem erst auf dem Ballen gelandet wird. Eine dieser Studien wurde von Professor Daniel E. Lieberman an der Universität Harvard in den USA durchgeführt. Suchen Sie einmal nach Herrn Lieberman im Internet und Sie werden einige sehr interessante Videos zu diesem Thema finden. Im Wesentlichen stellte er bei seinen Untersuchungen fest, dass der Schock, der entsteht, wenn der Fuß beim Laufen auf dem Boden landet, deutlich größer ist, wenn man mit der Ferse zuerst landet. Die Landung, bei der zuerst der Ballen und dann die Ferse aufsetzt, ist wesentlich sanfter. Darüber hinaus fand er heraus, dass in Kulturen, in denen noch sehr viel barfuß gelaufen wird, dieser ökonomischere Laufstil bevorzugt wird. Verblüffend, oder? Im Grunde aber bekannt.

Der große Haile Gebrselassie sagte in einem Interview mit dem Tagesspiegel einmal in Bezug auf seinen Laufstil, mit dem er so erfolgreich war: „Es ist eine Frage der Technik und des Laufstils. Ich habe ja schon gesagt, dass mein Stil ein bisschen wie ein Ball ist, der auf den Boden tippt. Ich rolle den Fuß nicht ab." (http://www. tagesspiegel.de/sport/art272,2106381 17.09.2006). Auch das Sagen umwobene mexikanische Volk der Tarahumara, das Christopher MCDougall in seinem Bestseller „Born to Run" vorstellt, bewältigt seine fast unvorstellbaren Laufleistungen barfuß oder in minimalsten Schuhen im Ballengang.

Ohne Gebrselassie genügend zu kennen, ist es doch interessant, dass zumindest Lieberman, der in einem Video demonstrativ barfuß über den Ballen durch New York joggt, das Bewegungskonzept „Ballengang" beim normalen Gehen nicht umsetzt und nach persönlicher Rücksprache für sich auch nicht anerkennt. Ich persönlich muss schmunzeln, dass ein intelligenter Mann eins und eins nicht zusammenzählt und die Konsequenz erkennt. Aber manchmal geht es einem wahrscheinlich wie mit dem Wald, den man vor lauter Bäumen nicht sieht.

Kommen wir zurück zum Gehen, denn darum geht es ja in diesem Buch. Vielleicht stellen Sie sich ja bereits die Frage, wie es sein kann, dass Sie bei so ziemlich allen Bewegungsarten den Ballen nutzen oder optimaler weise nutzen sollten, beim Gehen aber stumpf über die Ferse walzen. Von klein auf sagt man uns, wir sollen „abrollen", wenn wir gehen. Schuhherstellende Weltkonzerne bauen uns extra Schuhe zum besseren Abrollen und findige Verkäufer verkaufen uns Schuhe, wie Sie angeblich in ähnlicher Form vom afrikanischen Volksstamm der Massai getragen werden, mit abgerundeter Sohle. Alles um besser abrollen zu können. Ist diese Fürsorge nicht herzallerliebst? Aber ist sie überhaupt notwendig? Oder hilft sie dem Schuhhersteller vielleicht mehr als uns?

Begeben wir uns einmal in den Bereich der Definition. Etwas Rundes kann abrollen, da sind wir uns einig. Eine Kugel beispielsweise. Eine Kugel ist ein konvex geformter Körper. So ein konvexes Gebilde hat also die Fähigkeit abzurollen, das ist ziemlich verständlich. Nicht ohne Grund versuchen Schuhhersteller ihre Sohlen an eine solch konvexe Form anzupassen. Nun betrachten wir einmal einen gesunden

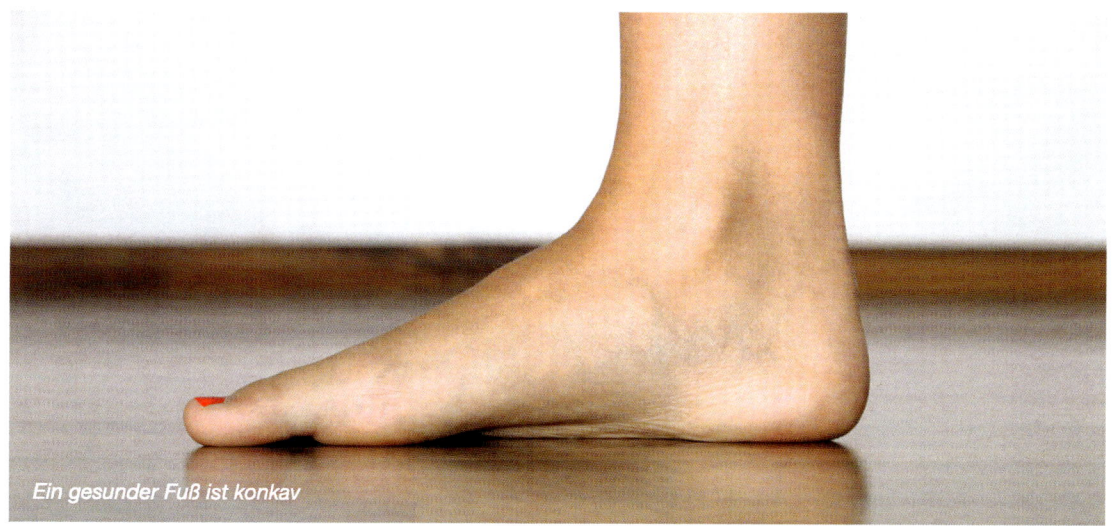
Ein gesunder Fuß ist konkav

Fuß. Ich versuche möglichst Fachbegriffe zu vermeiden, da ich Wert darauf lege, dass man mich versteht. Ferse, Ballen und die Seite der Fußsohle setzen auf. In der Mitte befindet sich das sogenannte Fußgewölbe. Wenn Sie sich den Fuß nun so anschauen, fällt Ihnen auf: Er ist genau gegensätzlich zu einer Kugel geformt. Er ist konkav! Wie soll ein konkaves Gebilde abrollen? Zum Vergleich könnten Sie eine Suppenschüssel mit der offenen Seite nach unten auf den Tisch legen und warten bis sie anfängt zu rollen. Um Ihnen ein wenig Zeit zu sparen: Sie wird nicht rollen!

Ganz schlaue Menschen entgegnen nun: „Ja aber die Ferse, die ist doch rund". Schön und gut, aber welche Funktion hat dann das Fußgewölbe? Rollt man über die Ferse, dann wird das Gewölbe lediglich plattgewalzt. Tatsächlich dient es aber als hervorragender Stoßdämpfer, wie auch die Forschungen von Prof. Lieberman zeigen. Aber eben nur, wenn man den Fuß auch so benutzt, wie er gedacht ist. Denken Sie einmal darüber nach, warum Ihnen Schuhersteller Schuhe mit Fersendämpfung und Polstern im Fersenbereich verkaufen (müssen). Sicher nicht, weil diese Art des Gehens so optimal ist. Es ist interessant zu wissen, dass Körperteile eine gewisse anatomische Funktion haben. Sie benutzen ein Knie besser wie ein Knie, sonst geht es kaputt. Sie benutzen Ihre Hand besser wie eine Hand, sonst bekommen Sie Probleme.

Nun benutzen Sie Ihren Fuß in einer Vielzahl von Situationen, indem Sie den Ballen zum Auftreten nutzen und glauben ein komplett gegenteiliges Bewegungsmuster beim Gehen über die Ferse würde Sinn machen, ohne Schaden zu verursachen? Natürlich „können" Sie es. Der Mensch „kann" viele unnütze Dinge. Sie können auch in einen Handstand gehen, um auf den Händen zu laufen und Sie können sogar dieses Bewegungsmuster zu Ihrem bevorzugten Bewegungsmuster erklären. Das ändert aber nichts an der Tatsache, dass weder Ihre Hände noch Ihr Schultergürtel darauf ausgelegt sind, Ihr Körpergewicht auf diese Weise dauerhaft zu tragen. Leider ist Ihr Körper in der Lage solche Fehlnutzungen relativ lange auszugleichen, bevor es zu ernsten Schäden kommt.

Doch dann ist es meist schon zu spät. Ähnlich ist es mit Ihrem Fuß und der Unterschenkelmuskulatur, die ebenso wenig wie Ihr Schultergürtel für zwei komplett unterschiedliche Bewegungskonzepte vorgesehen sind. Das Resultat der falschen Fersennutzung finden Sie in den unzähligen Fuß-Problemen von Knick- über Spreiz- bis Senk- und Plattfuß.

Kehren wir nun zurück zu unseren kleinen Menschen, die gerade beginnen zu laufen. Wenn wir im Ballengang starten, warum enden wir dann im Fersengang? Es gibt verschiedene Theorien wann und warum der Mensch begonnen hat über die Ferse zu gehen. Dr. Greb beschreibt in seinem Buch „GODO® Mit dem Herzen gehen-Der Gang des Neuen Menschen" eine dieser Interpretationen. Dabei geht es im Wesentlichen um die Sesshaftigkeit des Menschen, der mit diesem neuen Zustand sein „Territorium" kennt und nicht mehr achtsam, leise und vorsichtig durch den Wald geht und mit unbekannten Bodensituationen konfrontiert ist. Wenn man nicht Gefahr läuft in einen spitzen Zweig oder auf einen Stein zu treten und sich zu verletzen oder durch lautes Trampeln die anvisierte Jagdbeute zu verscheuchen, dann kann man sich einen schluderigen Fersengang erlauben. Ob es genau so gewesen ist, lässt sich heute nicht mehr klären. Tatsächlich ist das „Warum" auch eher nebensächlich.

Auf uns heute bezogen ist es sehr wahrscheinlich, dass wir den Fersengang im Alter von ca. 3 Jahren erlernen nachdem wir bis dahin richtigerweise im Ballengang unterwegs sind. Anders als unsere Nachbarn in der Tierwelt, sind wir Menschen besonders stark auf das Lernen durch Abschauen angewiesen. Vergleichsversuche mit Bonobos und Schimpansen zeigen, dass diese zum Teil durch eigene Kraft Aufgaben schneller lösen können als Kinder auf einer vergleichbaren Entwicklungsstufe. Dafür haben wir Menschen die Fähigkeit, Abläufe und Verhalten in weit größerem Maße durch Nachahmen zu lernen und vor allem durch bewusstes Weitergeben von Informationen zu teilen, als unsere haarigen Verwandten. Während Sie sich in einer Lebenszeit durch Abschauen verschiedene Prozesse aneignen, können wir hochkomplexe Prozesse weitergeben, die in unzähligen Lebenszeiten erarbeitet wurden. Man sieht darin den wesentlichen Grund, dass wir zum Mond fliegen und sie noch von Baum zu Baum hangeln. Ab ca. dem dritten Lebensjahr haben Kinder die Möglichkeit, Gangmuster aus ihrem Umfeld zu übernehmen; und leider tun sie das ebenso, wie sie Körperhaltung oder Gestik und Mimik von Bezugspersonen übernehmen. Fälschlicherweise wird ein krummer Rücken oder ein bestimmter Gang auf die Gene geschoben. „Das habe ich von meinem Vater/ meiner Mutter geerbt" hört man bei solchen Unzulänglichkeiten häufig. Tatsächlich haben Sie es sich schlicht abgeschaut. Genauso wie den Fersengang.

Um Sie am Ende dieses Kapitels noch ein wenig zum Nachdenken anzuregen, folgen Sie mir einfach auf eine kleine Reise:
Stellen Sie sich vor Sie sind an einem wunderbaren Strand. Die Aussicht ist fantastisch, Sie hören die Wellen rauschen, fühlen den leichten Wind auf Ihrer Haut, riechen die Seeluft und schmecken den leicht salzigen Geschmack der See auf Ihren Lippen. Der schöne Strand hat einen kleinen Nachteil. Das fällt Ihnen auf, wenn Sie herunter zu Ihren Füßen sehen. Es ist nämlich kein Sandstrand. Überall liegen kleine scharfe Muschelstücke und spitze Steinchen am Boden. Nachdem Sie den schönen Ausblick genossen haben, beschließen Sie vorsichtig zu Ihrer Liege zurückzukehren, wo Ihre Schuhe stehen. Sie sind barfuß. Vorsichtig machen Sie Ihren ersten Schritt in Richtung Liege - Wie haben Sie gerade Ihren Fuß aufgesetzt?

Ich bin mir sehr sicher, dass Sie ganz vorsichtig mit dem Ballen aufgesetzt haben. Denn wenn wir uns barfuß auf unwegsamem und unbekanntem Gelände bewegen, wechseln wir automatisch in den Ballengang. Wie in vielen anderen Bereichen, wechselt unser Hirn, wenn es darauf ankommt, in Verhaltensweisen und Bewegungsmuster unserer Vorfahren, die sich tausende von Jahren bewährt haben. So auch hier. Das Risiko mit der Ferse in einen Stein oder einen spitzen Ast zu treten ist einfach zu groß. Probieren Sie es aus. Und denken Sie daran: Die Evolution, Gott, Allah oder wer auch immer hat Sie als Barfuß-Wesen geschaffen. Tausende von Jahren hat sich unser Körper mit jeder Zelle an diese Bewegungsform angepasst. Haben Sie noch einen Zweifel, was Ihre natürliche Fortbewegungsform ist?

Beim Lesen der folgenden Kapitel wünsche ich Ihnen viel Spaß; lernen Sie Ihre Füße und den Ballengang wieder neu kennen.

Der „Hör-Test"

Keine Angst, es geht mir in diesem Abschnitt nicht darum herauszufinden, ob Sie häufig mit Walkman oder Mp3-Player unterwegs oder des Öfteren auf Rock-Konzerten zu finden sind. Ich möchte Ihnen lediglich noch einmal den Unterschied zwischen den beiden Gangmustern, die Sie zur Auswahl haben, am eigenen Leibe demonstrieren und lade Sie daher zu einem kleinen Test ein:

Ziehen Sie jetzt Ihre Schuhe aus, so dass Sie entweder barfuß sind oder lediglich Socken tragen. Halten Sie sich Ihre Ohren zu. Nutzen Sie Ihre Zeigefinger, um den Gehörgang ganz zu verschließen. Gehen Sie nun einige Schritte, so wie Sie gewöhnlich gehen.

Wahrscheinlich hören Sie bei jedem Schritt ein dumpfes „Bum-Bum"-Geräusch. Gehen Sie einige Schritte weiter und nehmen Sie dieses Geräusch bewusst wahr. Bei jedem Schritt, den Sie machen, staucht es Ihre Gelenke zusammen, so dass

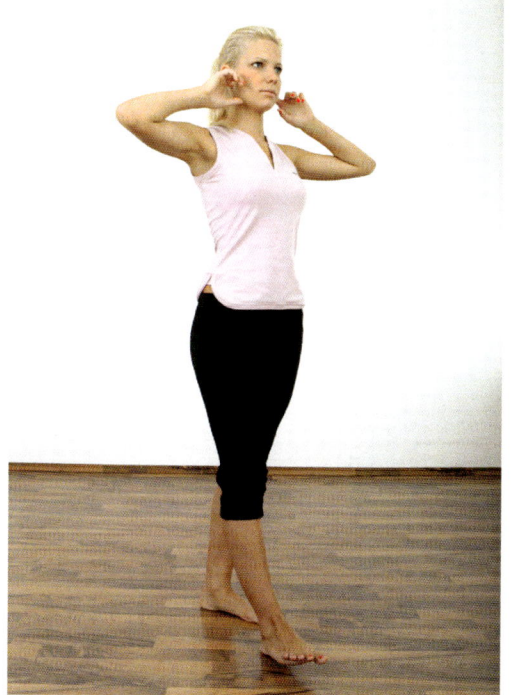

die Erschütterung über Ihre Wirbelsäule bis zum Schädel wandert, wo Sie das „Bum-Bum" wahrnehmen. Jeder Ihrer Schritte schickt somit eine kleine Schockwelle durch den gesamten Körper, die selbstverständlich Ihre Gelenke belastet und zu Abnutzungserscheinungen führt. Überlegen Sie einmal wie viele Schritte Sie am Tag machen. Wie viele in einem Jahr? Und in Ihrem Leben?
Nun das ist der Fersengang!

Machen Sie eine kleine Pause.

Halten Sie Ihre Ohren jetzt wieder zu. Gehen Sie wieder einige Schritte und versuchen Sie statt mit der Ferse zuerst mit dem

Fußballen aufzusetzen und erst dann die Ferse den Boden berühren zu lassen. Vielleicht erinnern Sie sich, wie Sie als Kind wie ein Indianer geschlichen sind und dabei auf den Fußballen gelaufen sind. Wechseln Sie ruhig zwischen den beiden Bewegungsarten und Sie werden merken, dass Sie im Ballengang kein Geräusch hören und somit auch keine Schockwelle durch den Körper geschickt wird.

Das ist im Prinzip der Ballengang!

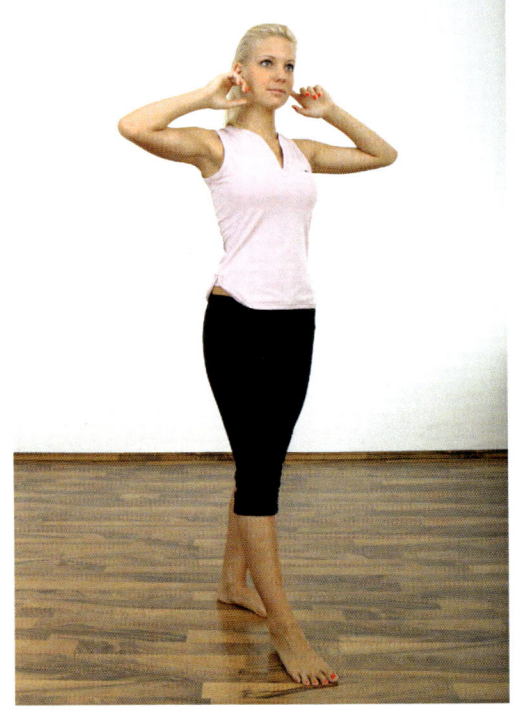

Verblüffend, nicht wahr? Dieser kleine Test ist eine simple und trotzdem eindrucksvolle Methode, um den Unterschied zwischen dem Fersen- und dem Ballengang aufzuzeigen. Ich nutze ihn seit Jahren und lasse ihn meine Klienten durchführen, die regelmäßig erstaunt und entsetzt zugleich sind, wie plump und polterig ihr bisheriger Bewegungsstil im Vergleich zum Ballengang ist. Ich denke, so langsam sind Sie überzeugt und wir können die erste Vorübung angehen. Sollten Sie in einer Mietwohnung wohnen und sich eine Wohnung über der ihrigen befinden, dann können Sie schnell erkennen, welches Gangmuster Ihre Nachbarn verwenden. Hören Sie einfach mal hin.

Apropos: Natürlich gibt es noch heute Naturvölker, die sehr ursprünglich leben und sich ausschließlich im Ballengang durch Wald und Steppe bewegen. Unser Konzept des „müde werden durch laufen/gehen" ist für diese Menschen erstaunlicher Weise häufig überhaupt nicht nachvollziehbar. Es ist für Sie schlicht nicht begreiflich und in ihrer Sprache auch nicht so darzustellen, dass sie es nachvollziehen könnten. Verblüffend oder? Es ist als würde ich versuchen, Ihnen das Konzept „Entspannt durch Stress" zu erklären. Das würde für Sie ebenso wenig Sinn machen wie die Tatsache, dass man angeblich durch laufen/gehen ermüdet, für diese Menschen einen Sinn ergibt.

Die Füße kennenlernen

Da Sie Ihre Füße wahrscheinlich wie die meisten Menschen eher vom Sehen kennen denn als das wunderbare Werkzeug zum Tasten und Fühlen das sie sind, möchte ich Sie mit dieser kleinen Vorübung einladen, wieder Kontakt herzustellen.

In den 60er Jahren führte während des sogenannten Contergan-Skandals der Einsatz eines Medikaments bei einer Vielzahl der Kinder, deren Mütter damit behandelt wurden, zu einer Deformation der Arme und sicher haben Sie auch schon einmal Menschen gesehen, die durch einen Unfall ihre Arme verloren haben. Worauf ich hinaus will: Wie so häufig führt eine Behinderung in einem Bereich zu einer sehr hohen Leistungsfähigkeit in einem anderen.
Menschen, die Ihre Arme nicht nutzen können, haben häufig gelernt ihre Beine für die Tätigkeiten einzusetzen, für die Sie und ich eben die Arme nutzen. So gelingt es ihnen mit ihren Füßen zu malen oder zu schreiben und eine Vielzahl von Alltagsaktivitäten durchzuführen.

Im Jahr 2010 gewann der 23-jährige Pianist Liu Wei das chinesische Pendant der Casting-Show „Das Supertalent". Das Besondere: Im Alter von zehn Jahren verlor er bei einem Unfall beide Arme, weil er beim Spielen mit seinen Freunden ein Starkstromkabel angefasst hatte. Er trotzte seinem Schicksal und lernte mit den Zehen Klavier spielen.

Das Interessante an dieser Geschichte ist, dass es Ihnen wahrscheinlich schon schwer fallen wird, wenn ich Sie bitte, einen einzelnen Zeh zu bewegen. Dabei hat auch Liu Wei genau dieselben Muskeln, Knochen, Faszien, Arterien und Venen in seinen Beinen und Füßen, wie Sie und ich. Es ist schon ein wenig einschüchternd, wenn man damit kämpft, mit dem kleinen Zeh zu wackeln, während der Nachbar ein Stück von Mozart mit den Füßen interpretiert. Aber keine Angst, das müssen Sie auch nicht.

Diese Beispiele sollen Ihnen lediglich zeigen, welche Möglichkeiten existieren. Tatsächlich ist Ihr Körper so ausgerichtet, dass die Arme für Mobilität und die Beine für Stabilität ausgelegt sind. Und dennoch benötigt diese Stabilität ein gewisses Maß an Flexibilität, um Verletzungen vorzubeugen und dynamisch agieren zu können. Aber genug der langen Worte: Lassen Sie uns mit der Vorübung beginnen.

(1) Ziehen Sie Ihre Schuhe aus. Stehen Sie entspannt und aufrecht barfuß oder in Socken. Stellen Sie sich vor, in der Mitte Ihres Kopfes wäre ein Bindfaden befestigt, der Sie – wie eine Marionette – sanft nach oben zieht. Dabei bleibt Ihr Körper jedoch vollkommen entspannt. Ihr Kopf steigt mit Leichtigkeit nach oben, ohne dabei die Nackenmuskulatur zu verspannen. Lassen Sie Ihren Blick horizontal schweifen. Vielleicht haben Sie das Gefühl, ein leichtes Doppel-Kinn zu machen. Gut so. Lassen Sie auch Ihre Kiefermuskulatur ganz entspannt. Vielleicht öffnet sich der Mund ein wenig.

Ihre Arme hängen entspannt an der Seite Ihres Körpers. Spüren Sie das Eigengewicht Ihrer Arme und lassen Sie sie von der Schwerkraft nach unten ziehen. Entspannen Sie Ihren Bauch und Ihren Po und achten Sie darauf, dass Ihre Knie ganz leicht angewinkelt und nicht durchgestreckt sind. Diese Haltung bezeichnen wir von nun an als die neutrale Position.

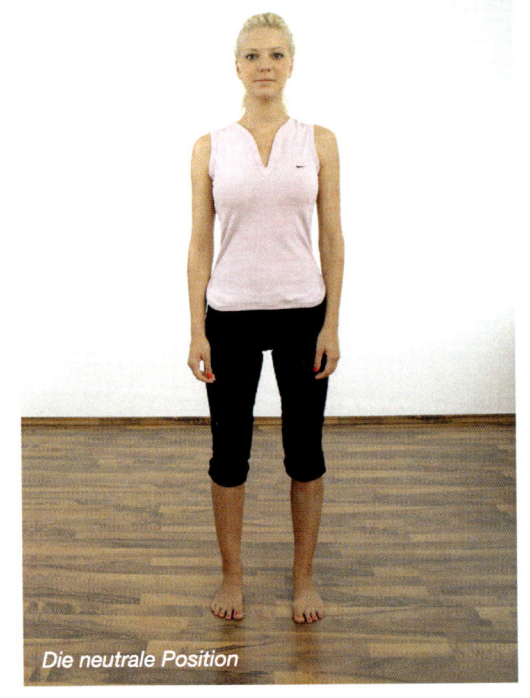

Spüren Sie in Ihren Körper. Beobachten Sie wie Ihr Kopf steht, ob eine Schulter mehr hängt als die andere oder ob Sie gar eine Schulter hochziehen. Gelingt es Ihnen Ihren Bauch und Ihr Becken zu entspannen und „loszulassen"? Wie steht Ihr Becken in Ihrem Körper und auf welchem Bein lastet mehr Gewicht? Stehen Sie auf dem gesamten Fuß oder eher auf dem Fußballen oder der Ferse? Knicken Sie mit einem Fuß mehr über die Innenseite ein oder stehen Sie auf der Außenseite des Fußes? Beobachten Sie.

Die neutrale Position

(2) Entspannen Sie sich. Verlagern Sie nun ganz langsam Ihr Gewicht auf Ihren Fußballen und beobachten Sie, was sich verändert. Wie reagieren die Muskeln Ihrer Füße? Was macht die Bein-Muskulatur und wie verhält es sich mit dem restlichen Körper? Verlagern Sie nun langsam Ihr Körpergewicht auf Ihre Ferse. Spüren Sie den Unterschied in Ihrem Körper und in Ihren Füßen. Nehmen Sie sich Zeit und verlagern Sie das Gewicht einige Male langsam hin und her. Nehmen Sie sich ruhig einige Sekunden, um von der Fersenbelastung zur Belastung des Ballens zu kommen.

Wenn Sie das Gefühl haben, dass Sie einen neuen Einblick bekommen haben und sich sagen, dass es Zeit ist zum nächsten Schritt überzugehen, gehen Sie einfach weiter. Doch vorher bleiben Sie noch einige Minuten entspannt in der neutralen Position stehen und spüren nach, um die Veränderungen in Ihrem Körper wahrzunehmen.

(3) Verlagern Sie nun ganz langsam Ihr Gewicht auf die Außenseite Ihres rechten und die Innenseite Ihres linken Fußes. Wie reagieren die Muskeln Ihrer Füße und was machen die Muskeln Ihrer Unterschenkel? Wie passen sich Ihr Becken und Ihr Oberkörper dieser Position an? Verlagern Sie nun ganz langsam das Gewicht auf die gegenüberliegende Seite: Außenseite linker Fuß, Innenseite rechter Fuß. Gut so. Nehmen Sie wahr, wie die beiden Seiten sich unterscheiden. Nehmen Sie sich Zeit und verlagern Sie das Gewicht einige Male langsam hin und her. Auch hier sollten Sie genau beobachten, was passiert, wenn Sie von der einen zur anderen Seite wechseln. Lassen Sie sich dafür Zeit, denn dann haben Sie die Gelegenheit, die Veränderungen wahrzunehmen.

Wenn Sie das Gefühl haben, dass Sie einen neuen Einblick bekommen haben und sich sagen, dass es Zeit ist zum nächsten Schritt überzugehen, gehen Sie einfach weiter. Doch vorher bleiben Sie erneut einige Minuten entspannt in der neutralen Position stehen und spüren nach, um die Veränderungen in Ihrem Körper wahrzunehmen.

(4) Stellen Sie sich nun vor, Ihre Füße ständen auf dem Zifferblatt einer Uhr. Vor

Ihnen ist 12 und hinter Ihnen 6 Uhr. Das Zifferblatt hat Stunden und Minuteneinteilungen. Sicher kennen Sie den Unterschied zwischen günstigen und hochwertigen Uhren. Während bei günstigen Zeitanzeigern die Sekundenzeiger häufig „hüpfen", gleiten die Zeiger vieler Qualitätsuhren von Sekunde zu Sekunde. Ich möchte, dass Sie nun wie ein Sekundenzeiger einer hochwertigen Uhr den Rand des Zifferblatts ablaufen. Verlagern Sie zunächst Ihr Gewicht auf die Ballen – also auf 12 Uhr. Von hier aus verlagern Sie Ihr Gewicht langsam in Richtung 3 Uhr – also Gewicht auf der Außenseite des rechten Fußes und Innenseite des linken Fußes. Bewegen Sie sich in einer runden Bewegung langsam am Rande des imaginären Zifferblatts dort hin. Von hier aus gehen Sie langsam weiter Richtung 6 Uhr – Gewicht auf den Fersen – und dann im weiten Bogen über 9 Uhr – Außenseite links, Innenseite rechts – wieder zurück Richtung 12 Uhr. Beobachten Sie das Gefühl Ihrer Füße. Was machen Ihre Beine, Ihr Becken und Ihr Oberkörper? Nehmen Sie sich Zeit und laufen Sie das Zifferblatt einige Male ab.

Führen Sie die Bewegung so langsam wie möglich durch. Und keine Angst: Es ist normal, wenn Sie am Anfang Schwierigkeiten haben, Ihr Gleichgewicht zu halten. Das verbessern Sie als kleinen Nebeneffekt mit dieser Übung gleich mit. Bewegen Sie sich zunächst im Uhrzeigersinn und dann entgegengesetzt. Machen Sie eine kurze Pause bevor Sie die Richtung wechseln und spüren und beobachten Sie inwieweit Sie die eine Richtung anders erleben als die andere.

Als Variation zu dieser Übung können Sie sich auch im Viertelstundentackt bewegen. Also von 12 nach 3 und wieder zurück zur 12. Oder von 9 nach 6 und wieder zurück zur 9. Diese etwas kleinere Bewegungsfolge bietet sich als „Übung für Zwischendurch" an, die sich auch auf die Schnelle an der Bushaltestelle oder am Bahnhof machen können.

Wenn Sie diese sehr einfachen Vorübungen eine Zeit lang langsam und bewusst geübt haben, werden sich gleich mehrere positive Effekte einstellen. Ohne zu tief ins Detail zu gehen, lässt sich sagen, dass Muskelverspannungen und Bindegewebsverklebungen im Fuß- und Unterschenkelbereich sich nach einiger Zeit deutlich verringern. Diese strukturellen Probleme entstehen durch die jahrzehntelange

Fehlbelastung durch den Fersengang. Resultate sind unter anderem unbewegliche Fuß- und Knöchelbereiche, die sehr anfällig für Verstauchungen und „Umknicken" sind. Ein weiterer Vorteil dieser Übung liegt in der Verbesserung der Wahrnehmung Ihrer Füße und natürlich auch in der Verbesserung Ihres Gleichgewichts. Das Üben der neutralen Position führt darüber hinaus zu einer Verbesserung Ihrer gesamten Körperwahrnehmung und – wenn Sie sich Zeit lassen und bewusst daran arbeiten – zu einem Sinken des gesamten Muskeltonus – also der Grundspannung Ihrer Muskulatur. Wenn Sie wollen, können Sie das mit einem Gefühl des „Entspannt seins" gleichsetzen. Ähnliche Effekte werden seit tausenden von Jahren mit zahlreichen Meditations-Formen oder Chi-Gong-Übungen erzielt. Allerdings sind diese häufig wesentlich komplizierter und geheimnisumhüllter. Manchmal geht es aber auch ganz einfach und ganz ohne „Chi" und „Chakren", die in meinen Augen auch nichts weiter als Hilfskonstrukte sind. Wenn sie Ihnen helfen, dann nutzen Sie sie. Ansonsten überlassen Sie das „Chi" getrost den „Chi-nesen".

Der Ballengang

Der Ballengang oder natürliches Gehen, wie ich es gerne nenne, bietet Ihnen eine Vielzahl von Vorteilen, die beim Fersengang nicht vorhanden sind. Er ist sehr einfach und sehr komplex zugleich. Über viele Jahre habe ich in der Arbeit mit zahl-losen Klienten festgestellt, dass er häufig zu komplex ist, um ihn in einem „Happen" zu verdauen. Es gibt viele kleine Details, die wichtig sind. Versucht man, sich auf all diese Einzelheiten zu konzentrieren, wird aus einem Bewegungsmuster, das Spaß machen soll, schnell frustrierender Ernst. Leider verschwindet das Konzept „Ballengang" dann schnell wieder in irgendeiner Schublade, denn Sie haben ja auch noch etwas anderes zu tun. Meist andere Dinge, die Ihnen ebenfalls keinen Spaß machen. Das ist sehr schade, denn klar ist, dass Sie den Ballengang nicht von jetzt auf gleich umsetzen werden können. „Gut Ding will Weile haben", heißt es im Volksmund. Gehen oder Laufen sind Prozesse, die zu großen Teilen unbewusst ablaufen. Sie schalten sozusagen auf Auto-Pilot und geben lediglich Ihr Ziel vor. Wie komplex und fordernd „Gehen" ist, wissen Reha-Patienten, die diesen Ablauf nach einem Unfall mühevoll neu erlernen müssen - und leider dann wieder falsch beigebracht bekommen. So ein Reha-Patient hat keine Wahl. Laufen oder nicht laufen. Da ist es die Mühe natürlich wert.

Sie sind nun in der Situation, dass Sie bereits ein funktionierendes Bewegungsmuster haben; auch wenn es natürlich nicht das Effizienteste ist. Ich verlange nun von Ihnen nicht weniger, als Ihr funktionierendes Muster im laufenden Betrieb durch ein anderes zu ersetzen. In der Welt der Computer ist ein solches Vorhaben oft sehr risikoreich und den IT-Spezialisten wachsen dabei einige graue Haare. Einfacher ist es, das System zu löschen und neu aufzuspielen. Also die Situation in der sich unser Reha-Patient befindet. Ich bin mir jedoch sehr sicher, dass ein monatelanger Aufenthalt in einer entsprechenden Klinik keine wirkliche Option für Sie ist. Also ändern wir Ihr Muster im laufenden Betrieb.

Um Sie einfach und erfolgreich auf den Ballengang umzustellen, brauche ich zunächst einige Dinge von Ihnen:

Zeit:

Seien Sie sich bewusst, dass es durchaus eine Weile dauern wird, bis Sie Ihr Bewegungsmuster komplett umgestellt haben. In der ersten Zeit werden Sie den Ballengang sehr bewusst machen müssen. Sobald Sie den Auto-Piloten einschalten, werden Sie in Ihr altes Muster zurückfallen. Es dauert seine Zeit, bis Sie in Ihrem neuen Bewegungsmuster geübt genug sind, damit Ihr Nervensystem beide Muster miteinander vergleichen kann und sich im Auto-Pilot-Betrieb für den Ballengang entscheiden wird.

Spieltrieb:

Wenn Sie an die folgenden Übungen oder die Vorübungen herangehen, sollten Sie Spaß bei der Sache haben, denn nur dann sind Sie aufnahmefähig und lernen. Beschäftigen Sie sich mit den Übungen wann immer Sie Lust dazu haben und wenn Sie einmal keine Lust haben, dann lassen Sie Ihr „Training" ruhig einmal ausfallen. Haben Sie Freude beim Entdecken und Ausprobieren. Etwas falsch zu machen und zu merken was ist bereits ein Lernerfolg. Denn somit wissen Sie bereits wie es nicht geht. Vergessen Sie Lernfrust und Stress. Es ist Ihr Tempo, Ihre Lernkurve und Ihr Ergebnis. Haben Sie einfach Spaß daran.

Langsamkeit:

Es ist für Ihre Wahrnehmung und Ihren Lernerfolg von Vorteil, wenn Sie die Übungen sehr langsam ausführen. Ich sage meinen Klienten stets: „So langsam wie es geht, ohne dass Sie die Bewegung zwischendurch anhalten oder unterbrechen." Auf diese Weise gelingt es Ihnen, wirklich den gesamten Bewegungsablauf neu zu intergieren ohne Bereiche zu überspringen. Sie werden merken, dass es deutlich schwieriger ist etwas sehr langsam zu tun als es schnell zu tun. Wenn Sie eine Bewegung langsam beherrschen, dann können Sie sie auch schneller umsetzen. Umgekehrt ist das nicht der Fall. Viele Menschen können nicht einmal ihr Gleich-gewicht bewahren, wenn Sie sehr langsam gehen, obwohl Sie im normalen Tempo täglich viele Stunden umhergehen.

Fantasie:

Hierbei geht es um die Technik des Visualisierens. Für Ihr Gehirn ist es im Grunde kein großer Unterschied, ob Sie eine Tätigkeit ausführen oder sich diese nur lebhaft vorstellen. Die gleichen Hirnareale sind aktiv. Aus diesem Grunde nutzen unter anderem Top-Sportler Visualisierungstechniken, um Ihre Leistungen zu steigern. Wenn Sie im Bett liegen, im Zug fahren oder im Flugzeug fliegen, können Sie sich vorstellen, wie Sie im Ballengang laufen. Sie stellen sich vor, wie es sich anfühlt, wie es aussieht, wie es sich anhört und sind dabei so konkret und detailverliebt wie möglich. Auf diese Weise können Sie den Ballengang trainieren, selbst wenn Ihr Körper ihn vielleicht noch nicht umsetzen kann.

Um Ihren Körper kümmern wir uns im folgenden Abschnitt.
In meiner Praxis hat es sich bewährt, Klienten den Ballengang in drei Schritten beizubringen. Die Reihenfolge, in der Sie die Übungen angehen, ist dabei beliebig.
1. Was machen meine Füße?
2. Was machen meine Arme?
3. Was bringt mich nach vorn?

1. Was machen meine Füße?
Nachdem Sie in der Vorübung bereits Kontakt zu Ihren Füßen aufgenommen haben, werden Sie jetzt lernen, was Ihre Füße beim Ballengang tun. Begeben Sie sich zunächst in die neutrale Position, die Sie ja bereits kennengelernt haben. Bitte entledigen Sie sich dafür Ihrer Schuhe. Und los geht es:

(1) Verlagern Sie aus der neutralen Position Ihr Gewicht auf ein Bein (wir beginnen für dieses Beispiel mit dem linken Bein), bis Sie das Gefühl haben, dass das andere (in unserem Fall das rechte Bein) frei von Gewicht und zum Spielbein wird. Lassen Sie dabei nun Ihr Becken in Ihrem Körper leicht nach hinten gleiten, indem Sie ihren Bauch weiter entspannen. Ihr freies – rechtes – Bein lassen Sie nun langsam nach vorn pendeln. Ihr Bein und ihr Unterschenkel sind vollkommen entspannt. Es ist, als würde ein kleiner Bindfaden, der an Ihrem Knie befestigt ist, Ihr Bein wie von selbst leicht anheben und nach vorn bringen. Sie bemerken, wie Ihr Becken an der Vorwärtsbewegung beteiligt ist.

(2) Ihr rechter Fuß ist vollkommen entspannt und hängt leicht schräg nach unten. Es ist dasselbe Gefühl, das Sie erleben, wenn Sie auf einer Mauer sitzen und Ihre Füße locker baumeln lassen. (Dies ist das Schlüsselelement der Übung)

(3) Lassen Sie nun Ihren Fuß in seinem entspannten Zustand den Boden berühren. Wenn es Ihnen gut gelungen ist, werden Sie bemerken, dass Ihr Fuß zuerst mit dem Ballen an der rechten Außenseite, dann mit dem Ballen der Innenseite und erst dann mit der Ferse aufsetzt.

(4) Bringen Sie Ihr Körpergewicht auf den rechten Fuß und lassen Sie nun den linken Fuß langsam nach vorn pendeln. Folgen Sie den Schritten eins bis drei mit Ihrem linken Fuß und machen Sie so einige Schritte.

Achten Sie darauf, dass Sie die Übung langsam und bewusst durchführen.

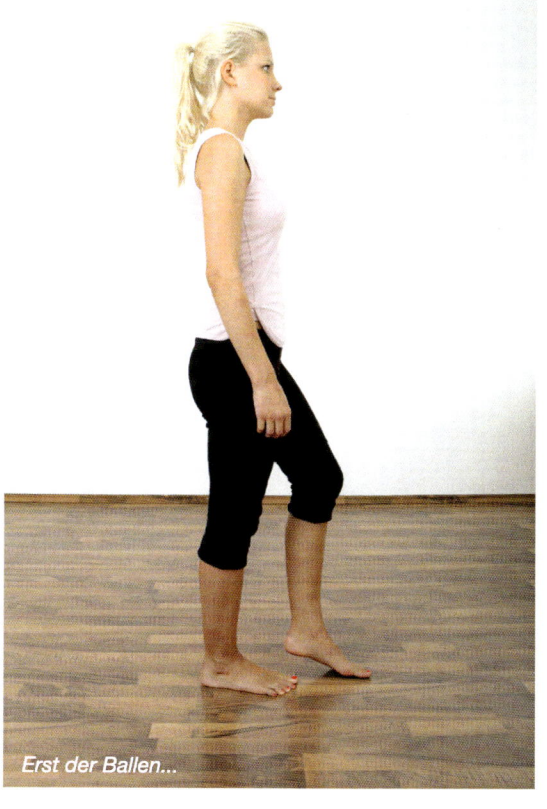
Erst der Ballen...

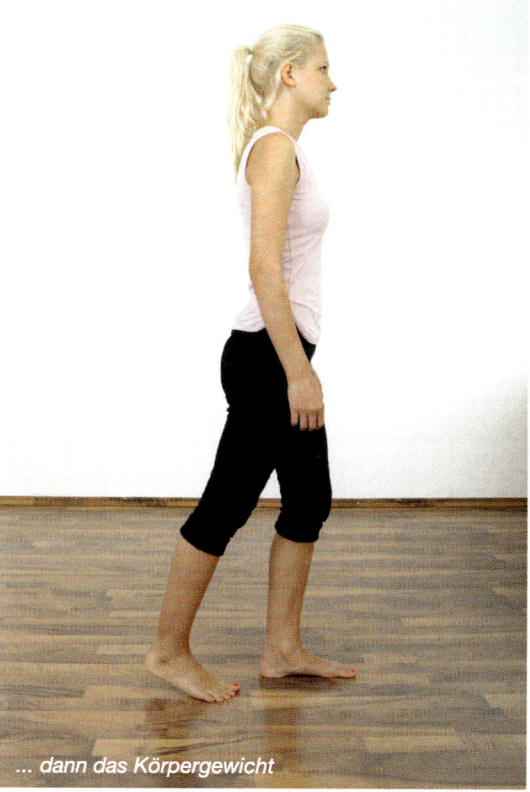
... dann das Körpergewicht

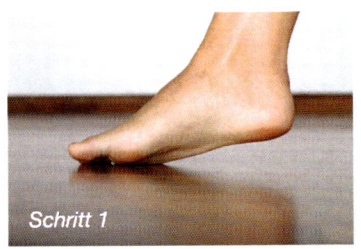

Schritt 1

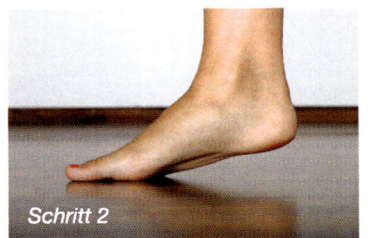

Schritt 2

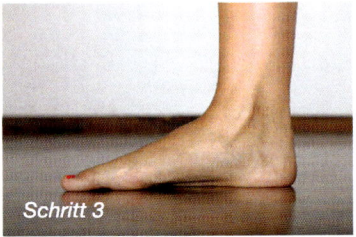

Schritt 3

Machen Sie kleine Schritte und lassen Sie Ihren Fuß dort absetzen wo er absetzen will. Lassen Sie die Vorderseite Ihres Oberkörpers stets lang und den Bauch entspannt. Schauen Sie nicht nach Ihren Füßen, sondern blicken Sie horizontal nach vorn.

Nun wissen Sie wie genau der Ballen beim Ballengang den Boden berührt. Der Schlüssel ist, den Fuß im Fußgelenk entspannt zu lassen. Durch jahrzehntelangen Fersengang sind Sie es gewohnt, Ihre Zehen und Ihren Fuß mit Muskelkraft anzuziehen. Lernen Sie wieder „loszulassen". Diese Muskelaktivität ist absolut überflüssig. Wenn Sie Ihren Fuß entspannt hängen lassen, wird er automatisch erst mit der Ballenseite an Ihrem kleinen Zeh *(1)*, dann mit dem Ballen auf Ihrer Großzehen-Seite *(2)* und dann erst mit der Ferse *(3)* aufsetzen. Es ist also unnötig den Fuß nach unten zu strecken, wie es viele Ballengänger leider falsch interpretieren. Auch wenn man Ihnen früher vielleicht gesagt hat, dass Sie die Beine anheben sollen, kommt

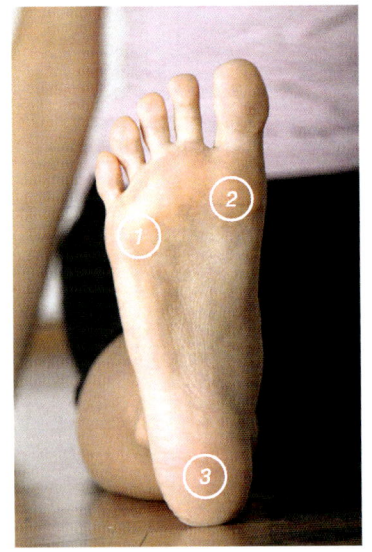

die Bewegung doch tatsächlich von Ihrem Hüftbeuger (Musculus psoas major). Bewegen Sie also Ihr Bein aus Ihrem Körperzentrum.

Kombinieren Sie diese Übung von Zeit zu Zeit mit Rückwärts- und Seitwärts-Schritten und Sie werden dort das gleiche Muster entdecken.

Experimentieren Sie mit dieser Übung wann immer Sie Lust dazu haben. Nehmen Sie sich 5 Minuten, um bewusst wahrzunehmen und langsam zu arbeiten. Sie dürfen ganz entspannt bleiben, wenn Ihnen diese Übung im Alltag zunächst schwerfällt. Absatzschuhe und ein voller Kopf hindern Sie daran ein neues Bewegungsmuster zu lernen. Das ist vollkommen normal. In Stresssituationen greift Ihr Gehirn auf bereits bekannte und erprobte Bewegungsmuster zurück – auch wenn diese nicht optimal sind.

Sie benötigen also ein wenig Zeit und einige ruhige Momente, um Ihrer Schaltzentrale das Aufsetzen mit dem Ballen wieder bekannt und vertraut zu machen und wahrscheinlich geht es schneller als Sie denken, denn diese Art zu gehen ist Ihnen ja durchaus bekannt wie Sie nun bereits wissen.

2. Was machen meine Arme?

„Ja, was machen Sie beim Gehen mit den Armen?" Wenn ich diese Frage meinen Klienten stelle, erzeugt das häufig einen ungeahnten Schub Kreativität. Die Arme sollen schwingen, sie sollen entspannt ruhig gehalten werden, die Unterarme bewegen sich oder der ganze Arm und „mal so mal so", sind nur einige der Antworten, die man zu diesem Thema bekommt.

Nun, die Arme entspannt ruhig am Körper zu halten, ist schon einmal falsch und absoluter Quatsch. Das ergibt sich bereits aus der Formulierung. Denn „entspannt" widerspricht dem aktiven „halten". Fälschlicherweise nehmen einige Zeitgenossen auch an, dass die Arme entspannt wären, wenn Sie in der Hosen- oder Jackentasche verschwinden und sich nicht bewegen. Die Erklärung führt uns einige tausend Jahre zurück in unserer Entwicklungsgeschichte.

Unsere Vorfahren bewegten sich zunächst auf allen Vieren und wechselten dann Stück für Stück (oder besser Schritt für Schritt) in den aufrechten Gang. Obwohl wir unsere Arme nicht mehr zum Gehen benutzen, haben wir dennoch das grundsätzliche Vierbeinermuster beibehalten. Arme und Beine bewegen sich gegenläufig. Das ist im Übrigen auch bei unseren Verwandten in den Bäumen gleichermaßen der Fall. Der Experte spricht hier von kontralateralen Bewegungen. Wenn wir den ersten Schritt einmal ausnehmen - dort bewegen sich Arm und Bein auf der gleichen Seite - bewegen sich der linke Arm und das rechte Bein bzw. der rechte Arm und das linke Bein im Wechsel gleichzeitig nach vorn. Durch dieses Bewegungsmuster erhält Ihr Gang Stabilität. Das wird Ihnen besonders deutlich, wenn Sie rennen. Versuchen Sie doch einmal schnell zu rennen und dabei den Arm und das Bein der gleichen Seite nach vorn zu bringen. Es wird Ihnen nicht gelingen.

Halten Sie nun Ihre Hände in den Taschen, umklammern eine Handtasche oder versuchen schlicht „die Arme entspannt am Körper zu halten", dann müssen Sie diese gegenläufigen Bewegung unterdrücken und zwar mit Muskelspannung. Nicht bewegen erfordert also mehr Kraft, als wenn Sie Ihre Arme locker und entspannt hin- und her-schwingen lassen. Tatsächlich bewegen sich nämlich nicht Arme und Beine sondern Becken und Schultergürtel gegenläufig. Ihre Arme folgen ganz entspannt der Bewegung des Schultergürtels so wie die Beine der des Beckens folgen. Dadurch bewegen Sie sich aus Ihrer Körpermitte und damit sehr viel effizienter.

Ein weiterer Punkt, den ich bei meiner Arbeit mit meinen Klienten entdeckt habe ist, dass viele Menschen zwar die Arme bewegen, den Schultergürtel aber unbewegt lassen. Auch hier wird eine Bewegung unterdrückt und zurückgehalten. Becken und Schultergürtel werden -wie Ihnen bekannt ist - durch die Wirbelsäule verbunden. Normalerweise verdreht sich die Wirbelsäule bei jedem Schritt wie eine Spirale mal in die eine und mal in die andere Richtung. Halten Sie die Schultergürtel fest, dann bleibt diese Bewegung aus. Menschen, die sich so bewegen, haben interessanterweise genau in dieser Region oft eine eingeschränkte Beweglichkeit und Schmerzen. Kein Wunder, denn die Muskeln müssen ja permanent festhalten, um eine Bewegung zu unterdrücken. Ich denke, Sie haben das Konzept verstanden, gehen wir also zur Übung.

Begeben Sie sich zunächst in die neutrale Position, die Sie ja bereits kennengelernt haben. Und schon geht es los:

(1) Machen Sie zunächst einige Schritte in Ihrem gewohnten Gangmuster. Wenn Sie das Aufsetzen mit dem Ballen noch nicht verinnerlicht haben, nutzen Sie ruhig das Muster, das Sie auch im Alltag nutzen. Wir brauchen Ihre Konzentration jetzt an einer anderen Stelle.

(2) Beobachten Sie Ihren Schultergürtel und Ihr Becken. Nehmen Sie eine gegen-läufige Bewegung wahr? Was machen Ihre Arme? Was passiert mit Ihrer Wirbel-säule? Beobachten Sie zunächst. Noch brauchen Sie nichts zu verändern. Es geht darum, dass Sie sich bewusst werden, wie Sie laufen.

(3) Bleiben Sie nun kurz stehen. Lassen Sie Ihre Arme entspannt an Ihrer Seite hän-gen. Stellen Sie sich vor Ihre Arme steckten in den Ärmeln eines schweren, nassen Lodenmantels. Ihre Arme sind vollkommen entspannt. Ihr Kopf steigt leicht nach oben, als wäre er mit Helium gefüllt. Gehen Sie nun wieder los und beobachten Sie, wie diese Änderungen Ihr Gangbild verändern.

(4) Nachdem Ihre Arme leicht und entspannt an Ihren Körperseiten baumeln, schen-ken Sie den gegenläufigen Bewegungen von Becken und Schultergürtel Ihre Auf-merksamkeit. Können Sie die gegenläufige Bewegung erkennen? Was verändert sich, wenn Sie sie langsam Stück für Stück größer werden lassen? Spielen Sie mit dieser Bewegung und finden Sie langsam zu dem Punkt, der für Sie die größtmög-liche gegenläufige Bewegung darstellt. Wie wirken sich diese Veränderungen auf die Bewegungen Ihrer entspannten Arme aus? Beobachten Sie und nehmen Sie wahr. Übertreiben Sie ruhig und machen Sie die Bewegungen so groß wie möglich. Beach-ten Sie aber, dass Becken und Schulter-gürtel sich gegenläufig bewegen.

(5) Lassen Sie die gegenläufigen Beweg-ungen nun wieder kleiner werden. Pendeln Sie sich auf ein für Sie angenehmes Maß ein, ohne die Bewegung verschwinden zu lassen. Nun konzentrieren Sie sich nicht mehr auf Ihre Schultern und Ihr Becken. Nehmen Sie wahr, wie sich bei jeder Be-wegung Ihre Wirbelsäule leicht hin und her

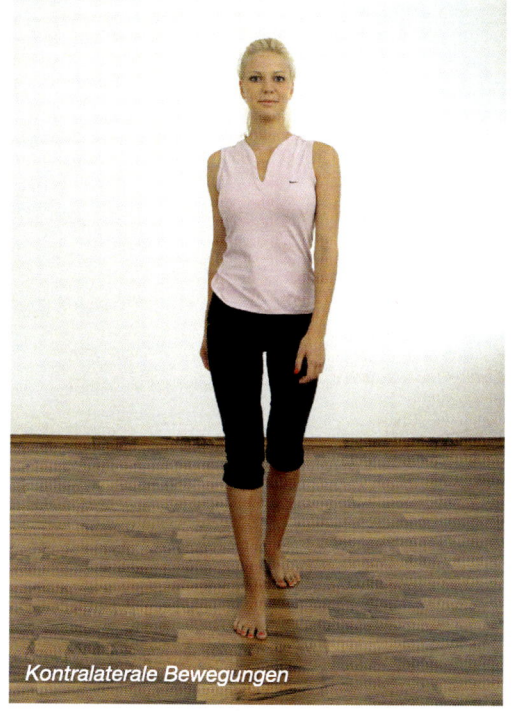

Kontralaterale Bewegungen

dreht. Lassen Sie die gegenläufige Bewegung nun aus Ihrem Körperzentrum entstehen, indem Sie Ihre Wirbelsäule an der gegenläufigen Bewegung teilhaben lassen. Nehmen Sie wahr, wie sich Ihr Bewegungsmuster verändert und wie fließend und elegant sich nun Ihre Arme mit Ihrem Körper bewegen. Nehmen Sie dieses neue Gangbild einige Minuten wahr.

(6) Wenn Sie sich noch an Ihr Gangmuster aus Schritt (1) erinnern, dann nutzen Sie jetzt Ihr neues und Ihr altes Gangmuster abwechselnd einige Male und vergleichen Sie. Welche Unterschiede nehmen Sie wahr?

Führen Sie auch diese Übung langsam und bewusst durch und konzentrieren Sie sich auf Ihre Wahrnehmung. Besonders das „Falsche" ist hier für Sie – ebenso wie bei den anderen Übungen – sehr wichtig, denn zu erkennen, wie etwas nicht funktioniert, ist der erste Schritt Neues zu lernen.

Diese Übung können Sie hervorragend in Ihren Alltag integrieren. Auch wenn Ihnen das Aufsetzen mit dem Ballen vielleicht anfangs noch etwas mehr Konzentration abverlangt, können Sie die gegenläufigen Bewegungen Ihres Körpers auch beim falschen Hackengang trainieren. Üben Sie diese Übung bewusst, wann immer Sie die Lust dazu verspüren. Ob in der Wohnung, auf dem Weg zur Bahn oder beim Einkaufen: Die ganze Welt ist Ihre Trainingshalle.

Und ich habe noch einen weiteren Tipp für Sie. Falls Sie einen Bürojob haben und am Ende eines harten Arbeitstages häufiger mit Verspannungen in Ihrem Rücken zu kämpfen haben, dann empfehle ich Ihnen diese Übung. Durch die gegenläufigen Bewegungen und die Aktivierung der kleinen und großen Muskeln entlang Ihrer Wirbelsäule, die dabei helfen diese bei jedem Schritt spiralig zu verdrehen, lösen Sie diese Verspannungen, die Sie durch das „Festhalten" Ihres Körpers in einer Position am Schreibtisch selbst erzeugt haben . Die leichten Bewegungen sorgen dafür, dass die Verspannungen aufgelöst werden und die entsprechenden Regionen wieder ausreichend mit Blut und Nährstoffen versorgt werden und Abfallstoffe abtransportiert werden können. Im Umkehrschluss bedeutet das natürlich: Haben Sie den Ballengang einmal verinnerlicht, dann machen Sie diese Übung automatisch jedes Mal, wenn Sie von A nach B gehen. Das Rückenthema erledigt sich somit von selbst und Sie brauchen auch keine zusätzlichen Übungen mehr zu machen.

3. Was bringt mich nach vorn?

Viele Menschen stellen sich diese Frage häufig im beruflichen oder sportlichen Bereich. Was bringt mich in meinem Job voran? Wie komme ich auf meiner sportlichen Leistungsskala einen Schritt nach vorn? Natürlich hat diese Frage in diesen Bereichen seine Berechtigung, dennoch möchte ich, dass Sie sich diese Frage auf einer viel elementareren Ebene stellen: Was bringt Sie beim Gehen voran?

Auf einem kleinen Spaziergang durch den Park oder die Stadt bekommen Sie schnell den Eindruck, dass es auf diese Frage wohl mehr als eine Antwort geben muss, wenn Sie Ihre Mitmenschen einmal aufmerksam beobachten. Der eine Zeitgenosse schiebt beim Gehen seine Füße voran, die den restlichen Körper pflichtbewusst hinter sich herziehen. Andere Vertreter werden scheinbar von einem unsichtbaren Faden an ihrem Kopf nach vorn gezogen. Der Kopf scheint eine ganze Halslänge vor dem Körper zu stehen und beim Gehen den Ton anzugeben. Wieder andere Exemplare schieben ihr Becken voran und so weiter und so fort. Meist gehen diese Bewegungsformen mit einer dafür ganz typischen Körperhaltung einher. Beobachten Sie einmal Ihr Umfeld und Sie werden erkennen, was ich meine.

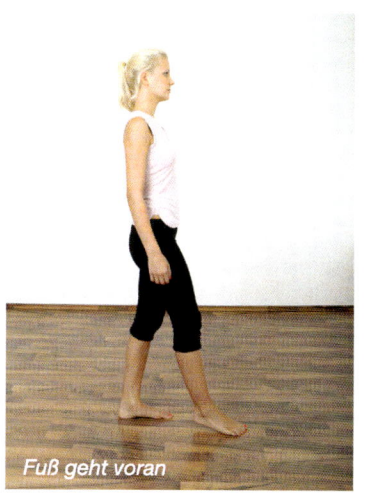
Fuß geht voran

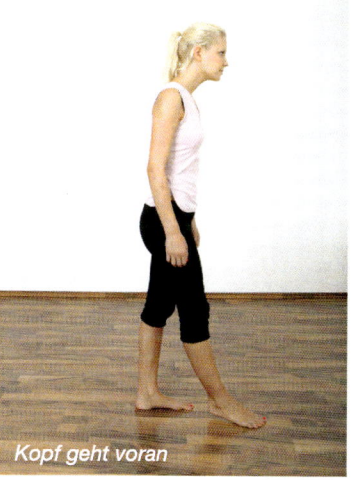
Kopf geht voran

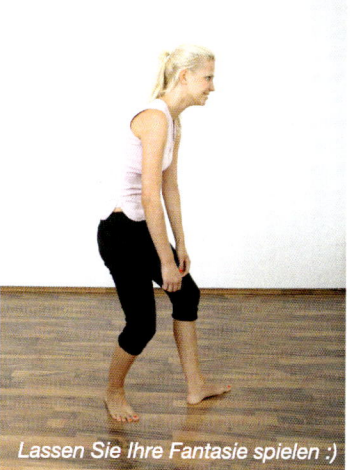
Lassen Sie Ihre Fantasie spielen :)

Aber wie geht man nun richtig? Es gibt einen wunderbaren Satz, den ich zumindest in meinen Gedanken der bekannten Körpertherapeutin Dr. Ida Rolf zuordne: „Walking is a matter of falling and catching yourself". Frei übersetzt bedeutet das so viel wie: „Beim Gehen geht es darum, sein Gleichgewicht zunächst zu verlieren und dann wieder aufzufangen". Was ist damit gemeint?

Auch in diesem Bereich können wir wieder einmal viel von Kindern lernen, die gerade mit dem Laufen anfangen. Diese kleinen Menschen stehen zunächst kerzengerade in der Landschaft. Haben sie ein Ziel ausgemacht, auf das sie sich zu bewegen wollen, dann lehnen sie ihren Oberkörper nach vorn bis sie das Gleichgewicht verlieren und nach vorn kippen. Dem folgen nun die Füße mit kleinen Schritten (auf dem Ballen) und unser Laufanfänger ist auf dem Weg. Klappt das koordinieren von Gleichgewicht und Beinen noch nicht so recht, dann landet man völlig entspannt auf dem Bauch. Meist wird vor Schreck kurz die Sirene angeworfen, passiert ist aber in der Regel nichts. Dazu ist der kleine Mensch zu entspannt. Ich möchte Ihnen an dieser Stelle nicht raten, sich ebenfalls auf den Bauch plumpsen zu lassen, denn bei einem durchschnittlich verspannten Erwachsenen endet so etwas schnell mit ausgeschlagenen Zähnen oder gebrochenen Handgelenken. Wieder so eine Sache, die wir früher irgendwie besser konnten. Aber zurück zum Gehen.

Genauso wie unsere Laufanfänger bewegen sich auch die meisten Erwachsenen ein Stück weit funktional, wenn sie schnell laufen wollen. Als Sprinter lehnen Sie sich in der Regel mit Ihrem Oberkörper weit nach vorn. Dadurch erhält Ihr Körpergewicht ein Moment nach vorn, das Sie jetzt nur noch etwas anzuschieben brauchen. Recht wenige Menschen kämen auf die Idee, sich nach hinten zu lehnen, wenn Sie rennen, um den Bus zu kriegen. Drosseln wir das Tempo, dann ist es aber genau das was die meisten Menschen beim Gehen tun. Anders als wir es in den ersten Tagen unserer „Läuferkarriere" getan haben, nutzen wir die Schwerkraft und unser Körpergewicht nicht mehr, um uns fortzubewegen. Über das „Warum" ließe sich an dieser Stelle nun seitenweise philosophieren. Es gibt ganze Körpertherapeutenzweige, die sich damit beschäftigen, Ihrem Gangbild irgendeine psychische Eigenschaft zuzuordnen und Sie anhand Ihrer Art zu gehen in eine Schublade zu stecken. Natürlich ist da irgendwo etwas dran. Ich habe jedoch gelernt, dass anstelle des „Warum" die Frage nach dem „Wie" wesentlich interessanter und ziel-führender ist. Wie laufen Sie eigentlich? Wie wäre es, wenn Sie anders laufen? Und vor allem: Was würde Ihnen das möglich machen? Um dies näher zu ergründen, lade ich Sie wieder zu einem kleinen Test ein:

Vergessen Sie für einen Moment alles, was Sie bisher in diesem Buch über den Ballengang und funktionales Gehen gelernt haben. Erinnern Sie sich daran, wie Sie früher – vor der Lektüre dieses Buches - gegangen sind. Nun machen Sie einige Schritte durch den Raum und nehmen Sie wahr von welchem Körperteil Ihre Bewegung ausgeht. Finden Sie den Motor Ihrer Bewegung. Was zieht oder schiebt Sie nach vorn und was gibt Ihre Bewegungsrichtung vor? Seien Sie ehrlich zu sich. Es geht nicht darum es richtig zu machen. Ich verspreche Ihnen, dass ich nicht plötzlich aus den Seiten dieses Buches erscheine und Ihnen ein lautes „Falsch gemacht!" zurufe. Herauszufinden wie Sie etwas machen – auch wenn es falsch ist – ist ein erster riesiger Schritt in Richtung Verbesserung. Gehen Sie einige Schritte und nehmen Sie wahr.

Da Sie nun in dieser Zeile weiterlesen, gehe ich davon aus, dass Sie Ihre Übung beendet haben und bereit sind, den nächsten Schritt zu machen. Im Grunde ist das Ergebnis zu dem Sie gekommen sind relativ unbedeutend. Vielleicht war es Ihr Kopf, Ihre Füße, Ihr Becken oder irgendein anderer Körperteil, der sie angetrieben oder gezogen hat. Behalten Sie Ihr Bewegungsmuster in Erinnerung, damit Sie es mit der Methode vergleichen können, die ich Ihnen nun anbiete.

(1) Begeben Sie sich in die neutrale Position.

(2) Verlagern Sie Ihr Körpergewicht ganz langsam nach vorn. Lassen Sie Ihre Beine solange am Boden, bis Sie Ihr Gleichgewicht verlieren und einen ersten Schritt machen müssen, um eine Bauchlandung zu vermeiden. Sobald Sie das Gefühl haben, dass Sie einen Schritt machen müssen, machen Sie ihn.

(3) Behalten Sie die Vorwärtsneigung Ihres Körpers bei, so dass Sie einen weiteren Schritt anschließen müssen und einen weiteren und einen weiteren.

Zugegeben, wahrscheinlich werden Sie nun ziemlich unkoordiniert nach vorn stolpern. Und natürlich sollen Sie in dieser Weise nicht über die Straße laufen. Ich möchte ja nicht, dass Sie eingesperrt werden. Dennoch wird Ihnen, wenn Sie die Übung richtig gemacht haben, etwas aufgefallen sein. Obwohl ich Ihnen nicht die Vorgabe gemacht habe, dass Sie schnell werden sollen, ist Ihnen wahrscheinlich bewusst geworden, dass Sie mit jedem Schritt an Fahrt gewonnen haben und obwohl Sie ziemlich schnell waren, hat es Sie wenig Energie gekostet. Sie haben sich eher entspannt als angestrengt. Sie haben in diesem Fall die Schwerkraft für sich arbeiten lassen statt die Arbeit selbst zu machen. Das nenne ich Effizienz.

Dieses Phänomen können Sie ohne Probleme auf Ihr normales Gehen übertragen. Stellen Sie sich vor, jemand hätte einen Bindfaden auf Höhe Ihres Solarplexus befestigt. Bei jedem Schritt den Sie machen, zieht es Ihren Körper über diesen Faden sanft nach vorn. Nehmen Sie einmal den Stoff Ihres Shirts oder Pullovers zwischen Daumen und Zeigefinger und üben Sie leichten Zug auf Höhe des Solarplexus aus

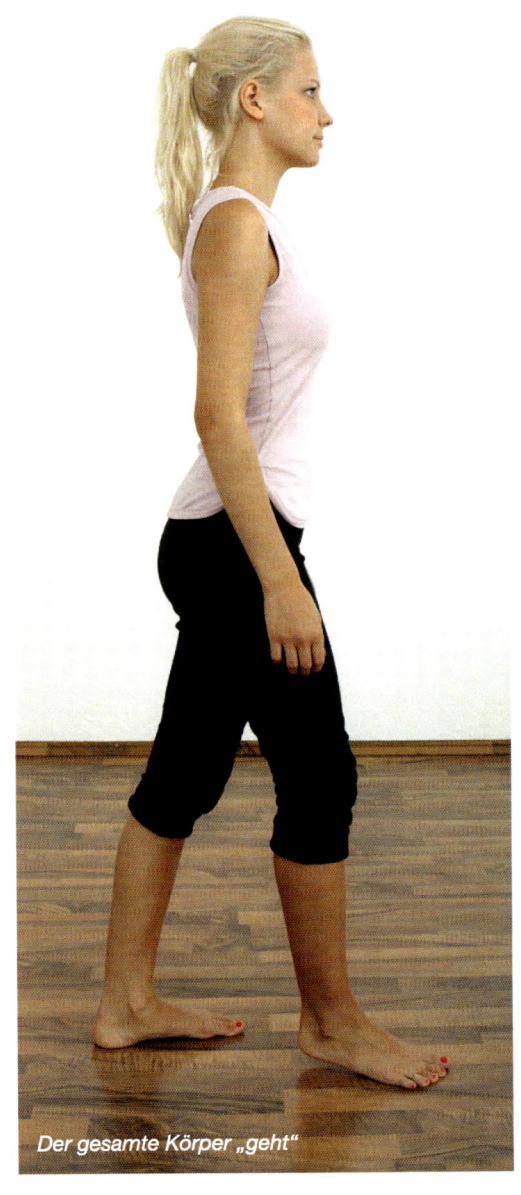

Der gesamte Körper „geht"

indem Sie sich nach vorn ziehen. Ihre Beine folgen Ihrem Körper und das Gehen ist plötzlich eine ziemlich entspannte Angelegenheit. Natürlich brauchen Sie im Alltag nicht ständig an Ihrer Kleidung herum zu zupfen. Es reicht, wenn Sie Ihr Gleichgewicht langsam und leicht nach vorn verlagern und den Rest passieren lassen.

Finale

An dieser Stelle schließt sich der Kreis. Sie haben alle Elemente des funktionalen Ballengangs vor sich liegen und Sie müssen sie nur noch zusammenfügen. Ich möchte Sie aber noch auf einige wichtige Dinge hinweisen, die Ihnen ja vielleicht schon selbst aufgefallen sind:

Viele Ballenganglehrer vergessen auf diesen Punkt aufmerksam zu machen und befassen sich nur mit den Füßen. Wenn Sie sich mit Hilfe der Schwerkraft nach vorn bewegen, wird Ihnen auffallen, dass es plötzlich wesentlich einfacher ist, mit dem Ballen aufzusetzen. Und wenn Sie entspannt bleiben, werden auch Ihr Schultergürtel und Ihr Becken plötzlich entgegengesetzte Bewegungen machen und Ihre Arme wie von selbst entspannt hin und her schwingen. Das Ergebnis dieser drei simplen Übungen ist der funktionale Ballengang. Obwohl jeder Teil für sich relativ simpel ist, ist es schwer sich mit allen drei zugleich zu Recht zu finden. Deshalb trenne ich sie bewusst.

Fühlen Sie sich mit den einzelnen Übungen wohl, dann fangen Sie einfach an zu kombinieren. Gelingt es Ihnen alle drei Bereiche miteinander zu verbinden, dann trainieren Sie den Ballengang einfach wo immer und wann immer Sie gehen. Besondere Übungen oder Trainingseinheiten sind dann nicht mehr erforderlich. Die können Sie getrost über Bord werfen. Jeder Tag und jeder Schritt ist dann eine Trainingseinheit für Sie und Sie werden erstaunt sein, wie schnell Sie Fortschritte machen werden.

Voilà! Da haben Sie ihn, den Ballengang. Mehr brauchen Sie nicht zu wissen. Mehr müssen Sie nicht können. Aber es schadet nicht noch etwas mehr zu wissen.

Das richtige Tempo macht's

Bevor wir uns dem Thema Schuhwerk zuwenden, möchte ich Ihnen noch einen wichtigen Hinweis mitgeben. Es gibt eine Frage, die mir meine Klienten schon seit Jahren regelmäßig stellen, wenn Sie den Ballengang bei mir gelernt haben: „Warum ist es im Alltag oft so schwierig umzusetzen?"

Viele Klienten beschreiben, dass sie den Ballengang wunderbar finden und auch regelmäßig zuhause anwenden. Auch beim Joggen laufen viele meiner Klienten seit Jahren glücklich über den Ballen oder wandern durch die Weltgeschichte. Aber gerade im Büroalltag, beim Einkaufen oder anderen Alltagssituationen empfinden Sie es häufig als schwierig und verfallen in alte Muster. Warum ist das so?

Die Ursache liegt in zwei ganz wesentlichen Faktoren. Der eine ist das richtige Schuhwerk. Dazu lesen Sie alles Nötige im folgenden Kapitel. Absätze und einge-quetschte Zehen machen Ihnen den Ballengang nämlich fast unmöglich. Der zweite Faktor ist das Tempo mit dem Sie gehen.

Häufig dominiert im Alltag vieler Menschen der zügige Gang. Das bedeutet, dass man nicht langsam schreitet oder trabend läuft sondern ein Zwischentempo nutzt. Sozusagen ein „Schnelles Gehen". Das Tempo in dem Sie gehen, wenn Sie sich beeilen, weil Sie die nächste Bahn kriegen wollen, noch einen Termin haben oder einfach keine Zeit haben. Interessanterweise klappt der Ballengang in diesem Tem-po oft nicht so richtig oder nicht 100%ig. Natürlich stellte ich mir die Frage, warum es gerade in diesem Tempo schwierig ist. Ich komme zu folgendem Schluss: Weil es dieses Tempo gar nicht gibt!

Wieso soll es dieses Tempo nicht geben, fragen Sie sich sicher. Schließlich hat Herr Beckmann es doch vorher noch treffend beschrieben. Nun es existiert, sicher! Aber es ist von der Natur nicht vorgesehen. Wenn Sie sich langsam fortbewegen, dann machen Sie langsame Schritte. Der Ballengang klappt wunderbar. Sie können das Tempo steigern, bis zu der Geschwindigkeit bei der Sie normalerweise in das „Schnelle Gehen" verfallen würden. Tatsächlich sollte aber an dieser Stelle der leichte

Trab einsetzen, den Sie wieder ganz entspannt im Ballengang ausführen können. Das langsame Laufen können Sie vom Tempo ohne Probleme bis zum Rennen steigern und die Ballen nutzen. Das „Schnelle Gehen" ist in meinen Augen kein natürliches Bewegungsmuster. Wenn wir schnell von A nach B kommen wollen, laufen wir. Normalerweise!

Gesellschaftlich ist es aber oft nicht adäquat zu laufen. Ein Klient – ein Chirurg – sagte mir dazu einmal, als ich Ihm diese These unterbreitete: „*Wissen Sie Herr Beckmann, das klingt schon vernünftig. Ich habe da nur ein Problem. Als Arzt darf ich im Krankenhaus nicht zu einem Notfall laufen. Das würde bei den Patienten, die das sehen, für Angst sorgen oder zumindest zu Sorge führen, da sie dann davon ausgehen, dass etwas Schlimmes passiert ist. Deshalb haben wir die Anweisung von der Krankenhausleitung, in einem solchen Fall zügig zu gehen und nicht zu laufen. Denn das ist unauffälliger.*" Dieses Beispiel ließ es mir damals wie Schuppen von den Augen fallen, denn die meisten Menschen haben ihre ganz persönliche „Krankenhausleitung", die ihnen sagt: „Du kannst doch jetzt und hier nicht rennen! Wie sieht das denn aus? Was sollen die Leute denken?"

Das einzige Bewegungsmuster, in dem der Ballengang kaum oder nur mit Einschränkungen funktioniert, ist also ein von Menschen erzeugtes Konstrukt aus gesellschaftlichen Vorgaben und Regeln. Viele Naturvölker würden sich wahrscheinlich wundern, warum wir so hektisch und verkrampft mit hohem Tempo durch die Gegend wandern mit unserem zackig militärischen Stechschritt über die Ferse. Sicher würden sie sich fragen, warum wir denn nicht einfach laufen, wenn wir es doch so eilig haben.

Sie „können" bestimmt sehr schnell gehen, aber Sie erinnern sich: Nur weil wir etwas können, bedeutet es noch lange nicht, dass es sich dabei um ein funktionales Bewegen handelt! Wir können auch auf den Händen gehen oder den aus dem Lot geratenen Kopf vor dem Körper tragen. Wir können Entscheidungen treffen, die nicht unbedingt dem Wohl unseres Körpers dienen. *Wie sonst lässt es sich erklären, dass wir Spaß an Sportarten haben, bei denen Verletzungen bis zu komplizierten Brüchen durchaus häufig vorkommen und wir auch nach solchen Verletzungen den Sport fortführen.*

Schuhe

Auch beim Schuhkauf geht es darum Entscheidungen zu treffen. Natürlich können Sie entscheiden Schuhe mit Absatz oder Stöckelschuhe zu tragen. Aber macht das Sinn? Widmen wir uns also zum Abschluss diesem Thema.

Sie haben Sich nun auf kurzem und unkompliziertem Weg mit dem Thema Ballengang vertraut gemacht. Sie haben Ihr eigenes (und zu diesem Zeitpunkt hoffentlich „altes") Gangmuster analysiert und nach und nach gegen eine funktionalere Art des Gehens ausgetauscht. Um als Ballengänger in dieser modernen Welt glücklich zu werden, müssen Sie sich notgedrungen auch mit dem Thema „Schuhe" auseinandersetzen. Denn wenn wir einmal ehrlich sind, nur wenige haben den Mut, ihr Leben im urbanen Westeuropa, den USA oder sonst wo barfuß zu leben. Verstehen Sie mich richtig; natürlich ist es möglich und es gibt Menschen, die in unserer modernen Welt Sommer wie Winter ohne Schuhe durch das Leben gehen. Das ist wunderbar und trotzdem besteht die Möglichkeit, dass Ihr Chef (sollten Sie einen haben) Ihnen in einem Angestelltenverhältnis im Büro einen Strich durch Ihren Barfußtraum macht. Je nachdem wie Sie Ihr Leben führen, könnte es durchaus Situationen geben, an denen man Ihnen nahelegen wird Schuhe zu tragen und das ist auch in Ordnung. Ich trage übrigens auch Schuhe. Doch welche Schuhe sollen es sein?

Es würde den Rahmen dieses Büchleins sprengen hier ausführlich auf die Vor- und Nachteile einzelner Schuhmodelle einzugehen. Auf meinem Blog, den Sie unter www.einfachballengang.de finden, werde ich nach und nach einzelne Schuhmodelle vorstellen und nach meinen Kriterien bewerten. Anhand dieser Bewertung können Sie sich ein eigenes Bild machen. Alle Hersteller, die Einzug in meinen Schuhschrank gefunden haben, haben ihre Pros und Contras. Letztendlich spielt Ihr persönlicher Geschmack eine nicht unerhebliche Rolle. Es gibt jedoch einige sehr objektive Kriterien, die ich Ihnen für die Schuhsuche an die Hand geben möchte.

Der Nullabsatz

Einfach gesagt: Ihr Fuß hat keinen Absatz! Warum sollte also Ihr Schuh einen haben? Achten Sie beim Schuhkauf darauf, dass Ihre Schuhe an das Ideal „Nullabsatz" so nahe wie möglich herankommen. Faktisch werden Sie nur ganz wenige Hersteller finden, die einen echten Nullabsatz anbieten. Einige Anbieter, die sogar explizit damit werben, schummeln. Zum einen hat die Schuhsohle oft keinen wirklichen Null- sondern einen sehr geringen Absatz. Verstärkt wird dieser häufig durch eine Einlage in den Schuhen, die an der Ferse ein Polster aufweisen. Diese Hersteller rechnen natürlich mit Fersengängern und denen muss man die Ferse polstern.

Absätze sind dabei Gift für Ihre Körperhaltung und Körperstruktur und führen neben diversen Haltungsschäden häufig auch zu schmerzhaften Symptomen im Rücken- und Nackenbereich. Darüber hinaus ist ein funktionaler Ballengang mit Absatz schwierig bis unmöglich, je nach Höhe des Absatzes. Vergessen Sie also Absatzschuhe und orientieren Sie sich am Nullabsatz.

Als kleiner Trost für die Damenwelt. Natürlich kommen Sie nicht gleich in die Hölle, weil Sie zu einer festlichen Gelegenheit einmal Ihre Hochhackigen zum Kleid getragen haben. Sie sollten allerdings darauf achten, welcher Schuhtyp bei Ihnen hauptsächlich Verwendung findet. Das Bewegungsmuster, das überwiegt, hat eben auch die größten Auswirkungen auf Ihren Körper. Sie sollten sich der Konsequenzen bewusst sein. Und „ein schlankes Bein" ist doch eher ein Ernährungsthema als ein Schuhthema, wenn Sie wirklich ehrlich sind.

Zehenfreiheit

Bei diesem Thema wird es optisch etwas heikel, denn leider sind wir von den Damen und Herren Schuhdesignern, die im Auftrag der Schuhindustrie unsere Füße malträtieren, auf spitz oder zumindest schlank zulaufende Schuhe dressiert worden. Es ist natürlich interessant im Hinterkopf zu behalten, dass ein Schuhdesigner vielleicht Ahnung von Design aber eben nicht von Anatomie oder funktionalem Bewegen hat. Deshalb werden unsere Füße bzw. unsere Zehen entsprechend den Vorstellungen des Designers in eine Form gedrückt und gepresst. Die Auswirkungen sind dramatisch. Der so genannte Hallux Valgus, eine Schiefstellung der Großzehe, die viele Menschen im fortgeschrittenen Alter plagt, ist nachweis-lich auf das jahrelange Tragen von falscher Fußbekleidung zurückzuführen. Sieht man sich den Fuß eines solchen Menschen an, dann stimmt die Fußform mit dem Grundriss des gängigen Schuhwerks absolut überein. Ein gesunder „Normalfuß", das weiß ausnahmsweise sogar die Schulmedizin, sieht dabei vollkommen anders aus.

Hier sind die Zehen voneinander leicht abgespreizt und die Großzehe schaut gerade-aus. Um den Fuß gesund zu halten, ist die so genannte Zehenfreiheit also enorm wichtig. Zehenfreiheit bedeutet, dass Ihre Zehen Platz haben, um sich auszudeh-nen. Auch für den Ballengang ist Zehenfreiheit wichtig, denn bei jedem Aufsetzen des Ballen spreizen sich Ihre Zehen leicht auf und nehmen ihren Raum ein. Das geht nicht, wenn kein Platz vorhanden ist. Ballengang in zu engen Schuhen ohne Zehenfreiheit ist daher schwierig und oft unbequem.

Heikel ist dieses Thema vor allem, weil Schuhe mit Zehenfreiheit natürlich etwas balliger geschnitten sein müssen, um den Platz für die Zehen zu gewährleisten. Ob Sie sofort ein Fan werden oder eine gewisse Eingewöhnungsphase brauchen, hängt von Ihrem Schuhgeschmack ab. Fakt ist jedoch, dass Sie Schuhe mit Zehen-freiheit nicht mehr missen möchten, wenn Sie sich einmal daran gewöhnt haben.

Leider gibt es sehr wenige Hersteller, die dieses Thema im angemessenen Maße auf dem Radar haben. Die große Masse schwimmt auch hier mit dem Strom und hilft dabei Ihre Füße systematisch zu verkrüppel.

Gewicht
Schuhe sollten dem Barfuß-Gehen so nahe wie möglich kommen. Daher sollten Sie logischerweise so leicht wie möglich sein. Das Gewicht von Schuhen hängt maßgeblich von der Dicke der Sohle ab. Somit ist das Gewicht gewissermaßen Indikator für gleich zwei Kriterien. Der Schuh sollte leicht und die Sohle möglichst flexibel sein. Die Kombination führt in der Regel zu einem leichten Schuh. In die-ser Kategorie finden Sie wohl die größte Auswahl. Ideal ist es, wenn Sie mit Ihren Füßen auch durch die Sohle ein gutes Gespür für den Untergrund haben. Denken

Sie daran: Je näher Sie dem Barfuß-Gehen kommen, desto besser für Ihre Füße und den Ballengang. Leichtes Schuhwerk an sich ist bereits ein Pluspunkt. Ohne Nullabsatz und Zehenfreiheit sind solche Schuhe jedoch eher von geringem Wert.

Natürlich gibt es darüber hinaus unzählige Kriterien vom Preis über die Herstellung bis zur Qualität und dem Design der Schuhe. All diese Punkte sind jedoch zweitrangig und nebensächlich gegenüber Nullabsatz, Zehenfreiheit und möglichst geringem Gewicht.

Eine wichtige Bitte zum Schluss: Verzichten Sie auf Schlappen und Flip Flops! Es liegt in der Natur der Sache, dass Schuhe, die keinen Fersenbereich haben, von Ihrem Fuß rutschen, wenn Sie ihn entspannt herabhängen lassen. Um das zu verhindern, müssten Sie mit Ihren Zehen „krallen", um den Schuh so festzuhalten. So etwas behindert Sie nicht nur beim funktionalen Ballengang, es erzeugt darüber hinaus zusätzliche Spannungsmuster in Ihren Füßen und Beinen, auf die Sie weiß Gott verzichten können. Darüber hinaus sollten Sie im Kopf behalten, dass Ihre Füße die Reize, die der Untergrund Ihnen gibt, benötigen, um ein gesundes Fußgewölbe und muskuläres Gleichgewicht aufrecht zu erhalten. Packen Sie Ihre Füße in unbewegliche Schuhe, die zusätzlich im Sohlenbereich dick und mit verschiedenen Schock absorbierenden Systemen oder Einlagen gepolstert sind, dann fehlen diese Reize. Wo kein Reiz, da kein Tonus. Das kennen Sie, wenn Sie einmal einen Gips getragen haben. Wundern Sie sich also bei derartigem Schuhwerk nicht, wenn Sie einen Plattfuß haben oder Ihre Fußstruktur sonst wie degeneriert ist.

Schluss

Und damit entlasse ich Sie nun wirklich in die freie Wildbahn. Ich wünsche Ihnen viel Spaß mit Ihren Füßen und dem Ballengang. Vielleicht sehen wir uns ja auch einmal live und in Farbe auf einem Ballengang-Seminar. Über Feedback, Anregungen oder Fragen in Form einer kleinen Mail freue ich mich natürlich.
Besuchen Sie einfach meinen Blog unter www.einfachballengang.de und bleiben Sie auf dem Laufenden.

Ihr
Dirk Beckmann

Über den Autor

Dirk Beckmann ist auf seinem Gebiet einer der bekanntesten und gefragtesten Experten im Großraum Düsseldorf. Als Faszientherapeut, Spezialist für Körperhaltung und funktionales Bewegen arbeitet er seit 2005 in seiner eigenen Praxis in Düsseldorf mit zahlreichen Klienten, die aus ganz Deutschland und dem angrenzenden Ausland zu ihm kommen.
Neben der manuellen Arbeit an myofaszialen Verklebungen und Verkürzungen besteht ein Schwerpunkt seiner Arbeit im Unterricht und Coaching von funktionalen Bewegungsmustern. Dazu gehört natürlich auch der Ballengang, den Dirk Beckmann im Einzel- oder Gruppenunterricht bereits zahlreichen Menschen beigebracht hat. Nebenbei betreibt er im Internet den „Ballengang-Blog" unter www.einfachballengang.de über den er Klienten und Interessenten über dieses spannende Thema informiert, wenn der volle Terminkalender es zuläßt.